Leben Lernen

Die Reihe »Leben Lernen« stellt auf wissenschaftlicher Grundlage Ansätze und Erfahrungen moderner Psychotherapien und Beratungsformen vor; sie wendet sich an die Fachleute aus den helfenden Berufen, an psychologisch Interessierte und an alle nach Lösung ihrer Probleme Suchenden.

Alle Bücher aus der Reihe ›Leben Lernen‹ finden Sie unter:
www.klett-cotta.de/lebenlernen

Die Autorin beschreibt in diesem Buch besonders anschaulich, wie eine EMDR-Intensivtherapie effektiv und nachhaltig bei traumatisierten Patient:innen eingesetzt werden kann. Selten bekommen Leser:innen die Gelegenheit einer Therapeutin so unmittelbar über die Schulter zu schauen und gleichzeitig den Therapieprozess auch aus Sicht der Patientin zu erleben.

Im Mittelpunkt der Therapie steht eine hochstrukturierte therapeutische Technik, die die Autorin mit ihrer systemischen Herangehensweise um zahlreiche fantasievolle, ressourcenorientierte Methoden ergänzt – wo immer es im Therapieprozess angebracht ist. Daraus ergibt sich eine höchsteffektive Methode, Veränderung in Gang zu bringen und nachhaltige Verbesserungen zu erzielen.

Susanne Altmeyer

EMDR-Intensivtherapie

Systemisch – fokussiert – effektiv

Klett-Cotta

MIX
Papier | Fördert gute Waldnutzung
FSC® C083411

Klett-Cotta
www.klett-cotta.de

Cover: Jutta Herden, Stuttgart
unter Verwendung einer Abbildung von Kerrick/iStock by Getty Images
Gesetzt von Eberl & Koesel Studio, Kempten
Gedruckt und gebunden von CPI – Clausen & Bosse, Leck
Lektorat: Judith Mark, Freiburg
ISBN 978-3-608-89323-6
E-Book ISBN 978-3-608-12336-4
PDF-E-Book ISBN 978-3-608-20681-4

Bibliografische Information der Deutschen Nationalbibliothek
Die Deutsche Nationalbibliothek verzeichnet diese Publikation in der Deutschen Nationalbibliografie; detaillierte bibliografische Daten sind im Internet über http://dnb.d-nb.de abrufbar.

Inhalt

1 Einleitung

Als ich das erste Mal einen Vortrag über Intensiv-EMDR hörte, dachte ich: »Das ist zu schön, um wahr zu sein!« Es war im Mai 2017 beim sogenannten EMDRIA-Tag, dem wissenschaftlichen Kongress der Fachgesellschaft für EMDR in Deutschland. Die Psychologin Jacqueline Marie Smith, eine sehr sympathisch wirkende quirlige Person, die auf der Isle of Wight im Süden England für einen britischen Gesundheitsdienst arbeitete, erzählte davon, dass sie seit einigen Jahren bei Menschen mit Komplexen Posttraumatischen Belastungsstörungen EMDR in einer sehr intensiven Form anwende und dabei erstaunliche Resultate erziele. Sie beschrieb, wie sie mit manchen Patient:innen drei Tage lang von 9:00 bis 16:00 Uhr mit EMDR arbeite, dass es ihnen danach viel besser gehe als vorher und manche Patient:innen danach sogar dauerhaft geheilt seien. Ihre Erläuterungen beeindruckten mich, und ich überlegte, ob ein solches Behandlungssetting auch in unserer Klinik umsetzbar wäre. Ich machte mich auf die Suche nach Literatur über Intensiv-EMDR, fand aber nur wenige Beschreibungen: Jacqueline Smith hatte selbst keine Veröffentlichung über ihre Erfahrungen verfasst, und man konnte ihren Vortrag nur noch auf CD nachhören (Smith 2017), ansonsten gab es nur wenige Einzelfallstudien. Die Idee verlor sich in den darauffolgenden Wochen wieder im Alltagsgeschehen, bis wenige Monate später ein niedergelassener psychotherapeutischer Kollege sich an mich wandte, der den Vortrag auf dem EMDRIA-Tag ebenfalls gehört hatte und jetzt für eine Patientin einen Ort in Deutschland suchte, an dem sie eine solche Therapie mit intensivem EMDR machen konnte.

Wir führen in meiner Klinik zwar nicht täglich mehrere Stunden EMDR mit Patient:innen durch, im Vergleich zu anderen deutschen Kliniken wenden wir EMDR allerdings durchaus hochfrequent an (im Normalfall bis zu drei Stunden pro Woche). Aus verschiedenen Gründen und nach einigen Vorbereitungen, die ich in Kapitel 3 noch ausführlicher beschreiben werde, ließ ich mich schließlich auf das Experiment ein, das für uns beide, die Patientin und mich, zu einem beeindruckenden Erlebnis wurde.

Man weiß heute viel über die Wirkfaktoren von Psychotherapie und dass die therapeutische Beziehung einer der wichtigsten ist. Was wir aber oft nicht wissen, ist, wie die Patient:innen die einzelnen Sitzungen erleben, wie unsere Interventionen auf sie wirken, was sie von uns halten, was sie glauben, dass wir von ihnen denken. Es gibt Therapeut:innen, die explizit danach fragen, viele tun es aber nicht, und es gibt wenige Formate, in denen solche Informationen systematisch abgefragt werden.

Insoweit war es wie ein Geschenk für mich, als mir die Patientin am Ende unseres Therapieprozesses ein Tagebuch überreichte, in dem sie nach unseren Sitzungen notiert hatte, wie sie diese erlebt hatte. Ich selbst hatte ebenfalls sorgfältig Protokoll geführt – unser Therapieprozess war ja ein Experiment, ein ganz besonderes Setting: Über die Dauer von fünf Tagen hatte ich täglich zwischen vier und acht Stunden lang EMDR-Therapie bei der komplex traumatisierten Patientin, die zusätzlich noch unter dissoziativen Störungen litt, angewendet.

Nun hatte ich also meine Sicht und ihre Sicht, die Eindrücke vor und hinter dem Spiegel. In der Therapie sehe ich zwar die Reaktionen der Patient:innen auf das, was wir besprechen, was ich vorschlage, was ich rückmelde, aber ich weiß natürlich nicht, was in ihnen vorgeht, was ihre Gedanken und Gefühle sind. Wenn ich danach frage, erfahre ich mehr, allerdings immer nur einen kleinen Ausschnitt von dem, was in dem Menschen mir gegenüber passiert, und auch nur auf meine Frage bezogen. Die spontanen Tagebucheintragungen meiner Patientin – nennen wir sie Frau Schubert –, die von meinen Fragen unbeeinflusst waren, boten mir einen enormen Zugewinn an Informationen und damit die Möglichkeit, unsere Eindrücke zusammenzusetzen, um so ein umfassenderes Bild zu erhalten und zu einem größeren Verständnis zu kommen.

Ihre Aufzeichnungen zu lesen, war sehr, sehr spannend. Mein Verständnis von Dissoziation, von Spaltung und Fragmentierung, wie es mir die Ego-State-Therapie des Ehepaares Watkins und andere Theorien vermittelt hatten, wurde tiefer und umfassender und die Auswirkungen der systemischen und hypnotherapeutischen Vorgehensweisen, die ich nutze, wurden klarer und plastischer für mich (→ Kapitel 2).

Früh kam die Idee, die Erfahrungen dieser Intensiv-EMDR-Therapie zu veröffentlichen, was ich 2019 auch getan habe, als Fallgeschichte in der Zeitschrift *Kontext* (Altmeyer 2019). Weil dort kein Raum war für die Sicht der Patientin und die Therapie nach der Woche außerdem noch weitergegangen war, veröffentlichte ich sie 2021 in ausführlicher Form in einem wissenschaftlichen Verlag als Buchprojekt (Altmeyer 2021).

Dass der Verlag Klett-Cotta mir jetzt die Möglichkeit gibt, diese interessante Fallgeschichte einem größeren Publikum verfügbar zu machen, nutze ich, um sie noch etwas ausführlicher theoretisch einzubetten. In Kapitel 2 werde ich EMDR und Intensiv-EMDR sowie einige der anderen Methoden, die ich anwende, erläutern, außerdem erkläre ich dort, was an meiner therapeutischen Grundhaltung und meinem Vorgehen systemisch ist – was ich eigentlich mit »systemisch« meine. Kapitel 3 beinhaltet die Fallgeschichte, wie sie in *Der Guhl, das ganz Kleine und die tentakeligen Monster* enthalten ist, Kapitel 4 Ideen zur Integration von Intensiv-EMDR in ambulante und stationäre Kontexte. Die Literatur, auf die ich Bezug nehme, findet sich am Schluss dieses Buches.

Bücher waren in meinem Leben schon früh ein wichtiges Lebenselixier – die Geschichten, die andere Menschen aufgeschrieben haben, eröffnen andere Zugänge zur Welt, immer wieder neue Facetten werden deutlich, immer wieder andere Sichtweisen offenbaren sich. Bücher helfen dabei, sich der Komplexität der Welt bewusster zu werden; sie befähigen, sich besser in andere Menschen hineinzuversetzen, sie ermöglichen, andere Seiten des Prismas zu sehen, das unser Leben ausmacht.

Wenn ich mit einer neuen Patientin, einem neuen Patienten in einen Therapieprozess einsteige, fühlt es sich für mich so an, als würde ich ein neues Buch aufschlagen. Ein Mensch mit vielen Jahren gelebten Lebens sitzt vor mir, mit Erfahrungen, Träumen, Erwartungen, Enttäuschungen, Hoffnungen, Wünschen, Geheimnissen und Tabus, die ihn oder sie geprägt haben und von denen er oder sie mir bald ein Stück erzählen wird. Manchmal habe ich schon Vorinformationen, ich kenne schon – um in der Metapher zu bleiben – den Klappentext des Buches oder bestimmte Kapitel, habe ein Telefonat geführt mit den Menschen selbst, mit Familienangehörigen, Betreuer:innen oder Vorbehandler:innen, habe frühere Befunde, Arztbriefe oder Gutachten gelesen. Nie aber kenne ich das Ende, weil – und das ist das Besondere – das Ende sich erst aus dem ergeben wird, was in unserem Therapieprozess passiert. Um der therapeutischen Hybris, die aus diesem letzten Nebensatz spricht, gleich einen Dämpfer zu verpassen: Die Therapeut:innen haben nur begrenzten Einfluss auf das Ergebnis einer Psychotherapie, und in der Regel können Patient:innen besser voraussagen, ob ihnen eine Therapie Nutzen bringen wird. Gleichwohl: Therapeut:innen haben die große Verantwortung, mit dem, was ihre Patient:innen ihnen anvertrauen, sorgsam und wertschätzend umzugehen und sie nach bestem Wissen und Gewissen zu unterstützen. Auch wenn er nur begrenzt ist: Sie haben Einfluss – ihre Erfahrung, ihr Wissen, ihr Geschick, ihre Empathie, ihre Zuversicht und ihre Liebe zu den Menschen fließen ein in den gemeinsamen Weg, der im besten Fall in eine bessere Zukunft für die Patient:innen mündet.

Verlage stellen, wenn man ein Manuskript aus dem Bereich Psychotherapie zur Veröffentlichung einreicht, zu Recht die Frage: An wen richtet es sich denn? An Fachleute, also an Psycholog:innen, Ärzt:innen, andere Psychotherapeut:innen, oder an Laien, also Betroffene, Angehörige von Betroffenen oder Interessierte? Bei dem vorliegenden Text möchte ich diese Festlegung nicht vornehmen, und zwar aus zwei Gründen: Zum einen trägt die Qualität der therapeutischen Beziehung signifikant zum Erfolg einer Psychotherapie bei, ist möglicherweise der wichtigste Wirkfaktor. An der Gestaltung dieser therapeutischen Beziehung sind beide beteiligt: Psychotherapeut:in und Patient:in, und beide sollten auch an der notwendigen Beurteilung beteiligt sein. Ich finde, dass man grundsätzlich beide Perspektiven gleichzeitig bedenken und beiden Gruppen die Literatur dazu zugänglich machen sollte.

Zweitens funktioniert Psychotherapie über Dialog, und unsere Sprache darüber sollte so gewählt sein, dass sie immer auch für Patient:innen nachvollziehbar ist. Wenn ich mir vorstelle, dass Patient:innen und ihre Psychotherapeut:innen diesen Text lesen, bemühe ich mich automatisch, in einer Sprache zu schreiben, die beide verstehen.

Könnte ich mir etwas wünschen, dann wäre es, dass mein Buch eine Dialoggrundlage für Patient:innen und ihre Psychotherapeut:innen wird. Damit das, was in einer Psychotherapie passiert, für beide verständlich und transparent wird, braucht es diesen Dialog, von dem beide Seiten profitieren und lernen können.

Dass ich, bevor ich etwas aus unserer gemeinsamen Therapiegeschichte veröffentliche, immer das Einverständnis von Frau Schubert erbitte, ist selbstverständlich, und ich möchte ihr an dieser Stelle ganz herzlich danken: für ihre Offenheit, ihren Mut und die Bereitschaft, ihre Geschichte zur Verfügung zu stellen.

Was jetzt noch fehlt, ist das Dankeschön an all die Menschen, die mir gezeigt, vorgelebt, beigebracht haben, wie ich hilfreich mit Menschen mit verwundeten Seelen arbeiten kann – meine Vorbilder, meine Lehrer:innen, meine Kolleg:innen, die mich begleitet und geprägt haben. Ebenso habe ich von den Patient:innen, die sich mir anvertraut haben und mit denen ich arbeiten durfte, unendlich viel gelernt. Auch ihnen danke ich sehr. Und da sind, last but not least, Astrid Lindgren und Elias Canetti und viele andere Schriftsteller:innen, die beschrieben haben und beschreiben, was Kreativität und Fantasie alles bewirken können. Auch ihnen ein ganz großes Dankeschön!

Und jetzt Ihnen, den Leser:innen, viel Freude und Inspiration bei der Lektüre!

2 Grundlagen, Verfahren und Methoden

In diesem Kapitel möchte ich einige Informationen geben zu dem Störungsbild, um das es in diesem Buch geht, und über die Verfahren und Methoden, die meine Kolleg:innen und ich anwenden, um den Betroffenen zu helfen. Sie werden auch in der Fallgeschichte wieder auftauchen. Ich beginne mit dem, was für mich am wichtigsten ist: meiner therapeutischen Haltung und dem Rollenverständnis, das ich von meiner psychotherapeutischen Tätigkeit habe.

2.1 Meine therapeutische Haltung

Die Begriffe, die meine therapeutische Haltung am treffendsten beschreiben, sind Liebe und Professionalität. Mit Liebe meine ich dabei nicht die erotische Liebe, sondern die Liebe zu meinen Mitmenschen allgemein, zu dem sozialen Miteinander, zu der Freude, die wir aneinander haben, wenn wir etwas zusammen oder füreinander machen, wenn wir Gedanken teilen, wenn wir diskutieren, wenn wir auf Ideen kommen und vieles mehr. Ich freue mich darüber, dass ein:e Patient:in, ein anderer Mensch also, mir so viel Vertrauen entgegenbringt, dass er oder sie sich mir mit seinen/ihren Sorgen öffnet und somit verletzlich macht, und ich fühle mich von der ersten Minute einer therapeutischen Begegnung an verantwortlich dafür, diesem Vertrauen gerecht zu werden. Das kann im Extremfall bedeuten, dass eine Therapie nicht zustande kommt, weil zum Beispiel die Rahmenbedingungen nicht stimmen oder weil ich den Eindruck habe, dass meine oder unsere therapeutischen Mittel nicht für diese:n Patient:in ausreichen. Dem Vertrauen gerecht zu werden würde in diesem Fall bedeuten, dass ich das diesem Menschen freundlich, wertschätzend und gut verständlich erkläre und ihm wenn möglich andere Stellen vermittle, wo ihr oder ihm besser geholfen werden kann. Kommt die Therapie zustande, betrachte ich jeden Menschen als einzigartiges Wesen, das kennenzulernen mir eine neue Welt erschließt. Ich habe Interesse und auch eine Neugier, diese neue Welt zu ergründen, und ich stelle viele Fragen und habe gleichzeitig eine gewisse Vorsicht, weil ich nicht wissen kann, wie die Fragen wirken, und beobachten muss, was sie auslösen. Das heißt, ich muss genau beobachten und zuhören und beim Beobachten und Zuhören entstehen in mir Hypothesen von diesem Menschen und seiner Welt, die ich bei ihm oder ihr überprüfen muss, also nachfragen, um immer mehr zu verstehen. Diesen Prozess erlebe ich als sehr erfüllend, insbesondere dann natürlich, wenn mein Verstehen gelingt, also wenn mein:e Patient:in sich von mir wirklich verstanden fühlt. Dann kann der Prozess beginnen, gemeinsam nach Lösungen zu suchen, den ich als solidarisch und liebevoll empfinde – ich stelle mein gesamtes Wissen über Psychotherapie zur Verfügung, um ein Heilen zu ermöglichen, und bemühe mich, in meinen Reaktionen und meinem Handeln so zu sein, dass es meinem Patienten, meiner Patientin nützt.

Professionalität bedeutet, dass dieses Wissen umfassend ist, dass ich die erforderlichen berufsrechtlichen Voraussetzungen habe, meine Tätigkeit auszuüben, dass ich mich ständig weiter bemühe, neue Erkenntnisse einzubeziehen, und dass ich ethisch korrekt, transparent und nach insgesamt bestem Wissen und Gewissen mit den Menschen umgehe, die mir anvertraut sind. Es bedeutet auch, dass ich mich in der Therapie ständig zurücknehme, dass ich mir im Klaren darüber bin, dass es nicht um meine Bedürfnisse geht. Ich bin »nur« die Bergführerin im Gebirge, die über die Beschaffenheit der Wege Bescheid weiß und darüber, wie man verhindert, sich zu verletzen. Wo es hingehen soll, entscheidet letztlich der/die Patient:in. Ob ich eine gute Führerin, eine gute Psychotherapeutin bin, entscheidet dabei ebenfalls der/die Patient:in, und tatsächlich ist es so, dass keine therapeutische »Reise« genau wie eine andere ist, jedes Mal erlebe ich mit meinen Patient:innen neue Abenteuer. Was dazu führt, dass ich nicht nur meine Patient:innen liebe, sondern auch meinen Beruf!

2.2 Rollen der Therapeut:innen: Bergführer:in, Expert:in, Ressourcentrüffelschwein

Es sind mehrere Rollen, die ich meiner Überzeugung und Empfindung nach im therapeutischen Prozess einnehme. Da ist einmal die der Bergführerin, wie oben erläutert, die die Wegbeschaffenheit und Geh- und Klettertechniken kennt und dabei berät, wie man jetzt weiter gehen und klettern könnte, die also den EMDR-Prozess rahmt.

Noch davor steht die Rolle der Expertin für das Fach, hier also die Psychotraumatologie im Allgemeinen, die der Patientin, dem Patienten ihr Expertenwissen zur Verfügung stellt, zum Beispiel im Rahmen von Psychoedukation. Die Zusammenarbeit mit meinen Patient:innen erlebe ich als Zusammenarbeit von zwei Experten: die Expertin für das Fach (Susanne Altmeyer) tauscht sich aus mit dem/der Expert:in für die Person (Patient:in) und beide finden eine Übereinkunft über das Vorgehen, also zum Beispiel über Stationen auf dem Weg und das Ziel.

Am spannendsten finde ich noch eine andere Rolle, die ich in dem gesamten Therapieprozess einnehme: die des »Ressourcentrüffelschweins«. Ich erlebe in der Therapie einen anderen Menschen, ich erfahre von seiner/ihrer Geschichte und »erschnuppere« von Anfang an, wo innere oder äußere Kraftquellen (= Ressourcen) sein könnten, was er oder sie geschafft hat, wo besondere Fähigkeiten und Talente sind, was sie oder ihn liebenswert machen könnte. Ich weise im Verlauf des Therapieprozesses wiederholt und immer wieder darauf hin. Bei mir selbst erlebe ich in schwierigen Situationen ein sofortiges, quasi automatisiertes Abrufen von Lösungsansätzen, die ich habe oder die ich erfinden könnte, um das, was problematisch scheint, zu meistern. Ich erlebe dieses ressourcenorientierte Denken als äußerst hilfreich, sinnvoll und sogar freudvoll für mein Leben und kann es nur jedem empfehlen! Mein Ziel in der Therapie ist es, dass auch meine Patient:innen mit der Zeit selbst damit anfangen, in Ressourcendimensionen zu denken, was in der Regel zu einem Zuwachs an Selbstwirksamkeitsgefühl und damit Selbstwertgefühl führt. In einer der ersten Stunden benenne ich meistens auch, dass ich mich als »Ressourcentrüffelschwein« verstehe, was in der Regel für Erheiterung bei den

Patient:innen führt, ihnen gleichzeitig aber auch verdeutlicht, dass es wichtig ist, sich der Ressourcen bewusst zu werden und zu bleiben. Oink, oink!

2.3 Traumafolgestörungen und Dissoziation

Traumafolgestörungen sind seelische Verletzungen, wie sie zum Beispiel durch und nach Naturkatastrophen entstehen, nach Unfällen, nach Kriegsereignissen, Vergewaltigungen oder Folterungen. Hierbei sind Traumatisierungen, die von anderen Menschen ausgehen, besonders schlimm. Je jünger ein Mensch ist, wenn er solchen potenziell traumatisierenden Erlebnissen ausgesetzt ist, desto gravierender wirkt sich das auf sein Gehirn aus, da Kinder viel weniger Möglichkeiten des Selbstschutzes und der Verarbeitung haben. Je ausgereifter ein Nervensystem ist, desto widerstandsfähiger ist es auch. Verheerend auf kindliche Gehirne wirken sich neben körperlicher und sexueller Gewalt auch eine schwere Vernachlässigung oder wiederholte Demütigungen oder Kränkungen aus.

Die Folgen sind verschiedenste Symptome und Störungen. Zum Beispiel: Ängste, Depressionen, Zwänge, Abhängigkeitserkrankungen oder eine sogenannte Posttraumatische Belastungsstörung (PTBS) mit sich aufdrängenden Erinnerungen, einer Übererregung des vegetativen Nervensystems und als Gegenregulation verschiedensten Bemühungen, Erinnerungen an das Trauma zu vermeiden.

Insbesondere dann, wenn die Traumatisierungen im Kindes- oder frühen Jugendalter erfolgten (sexualisierte Gewalt, körperliche Misshandlung, emotionale Misshandlung, Vernachlässigung), kann eine sogenannte Komplexe Posttraumatische Belastungsstörung (KPTBS) entstehen, gekennzeichnet durch Probleme mit dem Selbstbild und dem Selbstwert, ein ausgeprägtes Misstrauen anderen Menschen gegenüber, vielfältige körperliche Beschwerden, depressive Lebenserwartungen, eine Störung der Kontrolle von Gefühlen und Impulsen, Suizidalität und selbstschädigendes Verhalten sowie Dissoziationen.

Mit Dissoziation (lat.: dissociare = trennen, scheiden) meint man die Aufteilung von Erlebtem in verschiedene Fragmente. Dissoziation ist ein unbewusster Vorgang, in dessen Folge es zum Auseinanderfallen der Wahrnehmung, des Bewusstseins, des Gedächtnisses, der Identität und der Motorik, die normalerweise zusammenhängen, kommen kann. Dies führt zu Symptomen wie einer verfremdeten Wahrnehmung der Umwelt und der eigenen Person und Veränderungen der Gedächtnisfunktion und des Zeiterlebens. Diese Symptome sind für die Betroffenen und ihre Umwelt oft sehr befremdlich und beunruhigend und werden nicht selten mit Schizophrenie oder Wahn verwechselt.

Der Begriff wurde zunächst Mitte des 19. Jahrhunderts in Frankreich benutzt und meinte sehr unscharf verschiedene psychische Symptome, wie bei der Schizophrenie und bei Persönlichkeitsproblematiken. Von Anfang an war es schwierig, die Phänomene der Dissoziation klar zu definieren, da sie sehr umfassende Veränderungen von mentalen Vorgängen bezeichnen. Außerdem wurde der Begriff in den verschiedenen therapeutischen Schulen durchaus unterschiedlich gebraucht, aber selten exakt definiert.

Schwierig für die Verwendung ist auch, dass Dissoziation auch ein normales Alltagsphänomen sein kann. Dieser Alltagstyp der Dissoziation bezeichnet flüchtige Erscheinungen und gilt als nicht pathologisch. Jeder Mensch kennt Zustände mit graduellen Funktionsänderungen des Erlebens: Zustände hoher Konzentration, automatisierte Handlungsabläufe wie Autofahren, leichte Trance-Erfahrungen in Verbindung mit Kreativität und Spiritualität, Tagträume, Gedankenabschweifen und daraus resultierende Gedächtnislücken oder Entfremdungsgefühle bei Erschöpfung.

Dissoziation bedeutet in diesem nicht pathologischen Sinne eine distanzierte Form der Wahrnehmung: der Mensch hat die Fähigkeit, etwas von außen als Beobachter mit emotionaler Distanz wahrzunehmen. Er kann Erleben und Beobachten trennen. In Beratung und Therapie können diese unterschiedlichen Möglichkeiten der Wahrnehmung genutzt werden, um ganz bewusst und willentlich positive kraftgebende Ressourcen-Erfahrungen intensiv zu fühlen und dagegen schwierige und leidvolle traumatische Erinnerungen dissoziiert zu betrachten mittels Methoden wie zum Beispiel der Beobachter- und Bildschirmtechnik, Reden über sich in der dritten Person und andere mehr.

Zum sogenannten pathologischen Typ der Dissoziation gehören

drei wesentliche Vorgänge: die unwillentliche Loslösung von der Wirklichkeit und Bewusstseinsveränderung, der fehlende Austausch zwischen verschiedenen Bereichen menschlichen Erlebens und die Einschränkung der Fähigkeit, mentale Inhalte und Vorgänge miteinander in Verbindung zu setzen.

Es gibt unterschiedliche Auffassungen darüber, ob es sich zwischen Alltagstyp und pathologischem Typ um eine kontinuierlich quantitative oder um eine diskontinuierlich qualitative Variable handelt. Lange Zeit herrschte die Auffassung der Kontinuität vor, wie zum Beispiel im Ego-State-Modell von Watkins und Watkins, die eine natürliche innere Aufteilung der Persönlichkeit postulieren (→unten).

In den letzten Jahren bekommt die Auffassung der Diskontinuität, die auf der Achse einen pathologischen Bruch sieht, immer mehr Gewicht. Diese Sichtweise geht bis auf Pierre Janet zurück und wird insbesondere in dem Modell der traumabedingten strukturellen Dissoziation der Persönlichkeit von Ellert Nijenhuis (Nijenhuis 2016) vertreten.

Wie sich Dissoziationen äußern können, ist ganz unterschiedlich. Symptome, die man beobachten kann, sind zum Beispiel muskuläre Ausfälle oder motorische Automatismen, Veränderungen der fünf Sinne mit Ausfällen oder zusätzlichen Eindrücken bis hin zu Wahnsymptomen, Derealisation, also verfremdete Wahrnehmung der Umwelt, die dabei unvertraut erscheint, unwirklich, fremd und weiter weg erlebt, oder auch Depersonalisation, was bedeutet, dass die eigene Person, ihre Wahrnehmungen und Handlungen als fremd empfunden werden oder es einen Verlust des Gefühls von Grenzen gibt.

Dann kann ein plötzlicher Wechsel von Fähigkeiten und Kenntnissen damit verbunden sein, Verhalten, das nicht erinnerbar ist, eine Veränderung des Zeiterlebens, innere Dialoge, insbesondere solche mit Kinderstimmen, die kritisierend, abwertend oder drohend wirken, Identitätsunklarheit bis hin zum Wechsel zwischen abgrenzbaren Teilidentitäten.

Dissoziative Phänomene sind in einem Spannungsfeld zu sehen. Auf der einen Seite schützen sie den Menschen und seine Funktionsfähigkeit, auf der anderen Seite schränken sie die Möglichkeiten ein, sich Erinnerungen, Erlebnisse und Erfahrungen verfügbar zu machen und behindern so auch die Teilnahme am sozialen Leben.

2.4 EMDR-Intensivtherapie

Wie in der Einleitung beschrieben, hatten mich der Vortrag von Jacqueline Marie Smith und die Anfrage des niedergelassenen Kollegen dazu inspiriert, die besondere EMDR-Intensivtherapiewoche durchzuführen. Da Jacqueline Marie Smith ihre Erfahrungen nicht der Öffentlichkeit zugänglich verschriftlicht hat (allerdings kann man den Vortrag auf Audio-CD nachhören; vgl. Smith 2017), werde ich in diesem Kapitel über ihre Ausführungen berichten. Außerdem möchte ich die Ergebnisse von zwei Studien mit Intensiv-EMDR aus den Niederlanden darstellen und zuletzt, wie wir in unserer Klinik normalerweise EMDR einsetzen. Zuvor ein paar Erläuterungen, was EMDR, die Methode, die meine Klinik hauptsächlich nutzt, um Menschen mit traumatischen Erfahrungen zu unterstützen, eigentlich ist.

EMDR kurz vorgestellt

EMDR verbreitet sich seit den 90er-Jahren in Deutschland (Hofmann & Lehnung 2024) und steht für »Eye Movement Desensitization and Reprocessing«, was so viel bedeutet wie Desensibilisierung und Neuverarbeitung mithilfe von Augenbewegung oder anderen Formen einer zweiseitigen Stimulation. Es ist ein sehr schonendes und umfassend anwendbares Verfahren, das eine Amerikanerin namens Francine Shapiro an sich selbst entdeckte. Bei einem Spaziergang fiel ihr auf, dass negative Gedanken sich veränderten und weniger belastend wurden, wenn sie ihre Augen schnell horizontal hin und her bewegte. Es fühlte sich für sie an, als wäre das Gehirn durch die Augenbewegungen besser in der Lage, die negativen Gedanken zu verarbeiten. Daraus entwickelte sie das AIP-Modell (AIP = adaptive information processing), das davon ausgeht, dass belastende Erfahrungen, die wir machen, vom Gehirn so verarbeitet werden, dass wir nicht länger darunter leiden, sondern daraus lernen können.

Das ist eigentlich der Normalfall: Unser Gehirn nimmt auf, was wir erleben und was uns begegnet, verknüpft und vergleicht es mit dem, was wir schon wissen und erlebt haben, und verarbeitet es auf diese Weise. Was uns widerfährt, wird in unserer inneren Bibliothek abgelegt, sodass wir es wiederfinden können, wenn wir es brauchen. Manchmal jedoch erleben wir Dinge, die so stressig und vielleicht überwältigend sind, dass sie eine völlige Überflutung darstellen würden. Dann greift das Gehirn zu einem Notfallprogramm: Das Erlebnis wird nicht wie normal verarbeitet, sondern in verschiedene Anteile zerlegt und portionsweise in eigenen neuronalen Netzwerken abgespeichert. Sie legen die Grundlage für die späteren problematischen Erinnerungen, weil sie von der normalen Verarbeitung abgetrennt sind und deshalb nicht durch andere positive Erfahrungen und Informationen modifiziert werden können. Bei etwa 70 Prozent der Fälle werden diese abgespeicherten fraktionierten Gedächtnisteile in den Folgewochen und -monaten nachträglich dem normalen Erinnerungs- und Vergessensprozess zugeführt, bei etwa 30 Prozent gelingt dies nicht. Aktuelle Situationen, die negative Gefühle auslösen, wirken als Auslösereize, die die negativen Netzwerke, die sich nicht auflösen konnten, aktivieren. Und genau hier hat sich die EMDR-Methode als wirksam erwiesen: Sie hilft dabei, die unterbrochene adaptive Verarbeitung wieder anzustoßen, bis die Einbettung des Erlebten in die vorhandenen neuronalen Netzwerke des Gehirns so weit erfolgt ist, dass der betroffene Mensch nicht mehr darunter leidet, wenn er daran denkt. Mentale und emotionale Verarbeitung wird also als ein von selbst ablaufender Prozess der Herstellung von neuronalen Verbindungen angesehen. Das Werkzeug, mit dem diese adaptive Verarbeitung beim EMDR angestoßen wird, ist die Vergegenwärtigung der negativen Erinnerungen (schlimmstes Bild, schlimmste Kognition etc.) zusammen mit einer besseren Alternative (positive Kognition), während das Gehirn gleichzeitig bilateral stimuliert wird (durch Augenbewegungen, Töne, Tastreize etc.). Eine Abfolge von Augenbewegungen oder anderen bilateralen Stimulationsarten nennt man »Set«, zwischen den Sets informieren die Patient:innen ihre Behandler:innen kurz, was sie gerade gedacht, gesehen oder gefühlt haben.

Die EMDR-Therapie erfolgt in acht Phasen:

1. (Client-History): In der ersten Phase wird wie in anderen Therapieformen die Krankheitsgeschichte besprochen. Gab es belastende Erlebnisse? Welche Themen sollen bearbeitet werden? Gibt es Vorerfahrungen? Etc.

2. (Preparation): Die zweite Phase ist die Vorbereitungsphase. Die Patient:innen erhalten Informationen über die EMDR-Therapie. Außerdem wird gemeinsam mit ihnen geschaut, welche Möglichkeiten sie zur Stabilisierung haben bzw. sie erlernen Techniken zur Stabilisierung und man erarbeitet mit ihnen Ressourcen, d.h. eigene innere Kraftquellen.
3. (Assessment): In dieser Phase wird eine ausgewählte Erinnerung bewertet. Man erhebt mit den Patient:innen zusammen eine bildliche Vorstellung der belastenden Erinnerung, eine negative Überzeugung über sich selbst, die damit verbunden ist, eine positive Überzeugung, die in der Zukunft damit verknüpft werden soll, Gefühle, die damit verbunden sind, und Körperempfindungen. Dann bewertet man die Belastung, die der negative Gedanke auslöst, und die Stimmigkeit, die der positive Gedanke schon hat. Die Bewertung erfolgt auf jeweils einer Skala. Die Belastungsskala heißt SUD-Skala (subjective units of disturbance/discomfort/distress, also subjektiver Belastungsgrad), die positive Stimmigkeitskala heißt VOC-Skala (validity of cognition, also Stimmigkeit der positiven Kognition).
4. (Desensitization and reprocessing): Dies ist die Phase der Desensibilisierung und der Neuordnung von Erinnerung. Es erfolgt eine Konfrontation mit dem belastenden Ereignis in der Vorstellung, während die Patient:innen horizontale Augenbewegungen ausführen oder taktil mit Berührungen oder Buzzern oder auditiv mit Tönen stimuliert werden. Die Augen folgen dabei entweder den Fingern der Therapeut:innen, die den Patient:innen gegenübersitzen, oder den hin und her wandernden Lichtern eines Lichtbalkens; die Berührungen ergeben sich durch abwechselnd links- und rechtsseitiges leichtes Klopfen auf die Hände der Patient:innen, die auf ihren Beinen liegen. Buzzer sind Summer, die in die Hände genommen werden und dann abwechselnd leicht vibrieren; auditive Stimulation erfolgt über Kopfhörer, in denen abwechselnd links und rechts Töne erklingen. Die Patient:innen brauchen sich den traumatischen Bildern nur ganz kurz auszusetzen, das weitere Vorgehen ist assoziativ und folgt den Einfällen der Patient:innen. Sollte es Schwierigkeiten oder Blockaden geben, kann von therapeutischer Seite mit dem sogenannten »Einweben« unterstützt werden. »Einweben« bedeutet hierbei,

dass durch eine kurze Intervention in Form einer Frage Ressourcen der Patientin, des Patienten aktiviert werden, die helfen, die Blockade zu lösen. Am Ende wird die SUD-Skala überprüft, Ziel ist das Erreichen eines SUD von 0 oder 1 für die Trauma-Erinnerung.

5. (Installation): In dieser Phase werden die gewünschten positiven Gedanken verankert, dabei werden Augenbewegungen oder sonstige Stimulationen (Berührungen, Töne) durchgeführt. Ziel ist, dass die positiven Gedanken einen VOC von 6 oder 7 erreichen.
6. (Bodyscan): Hier werden die Patient:innen gebeten, in ihrer Vorstellung durch den Körper zu wandern und gleichzeitig an die Zielerinnerungen und den positiven Gedanken zu denken, um festzustellen, ob es noch unangenehme Körperwahrnehmungen gibt, die dann nochmals mithilfe von bilateraler Stimulation beeinflusst werden sollten.
7. (Closure): Der Abschluss der Sitzung erfolgt durch eine Nachbesprechung des Erlebten. Die Patient:innen werden außerdem instruiert, in den folgenden Stunden und Tagen Situationen aufzuzeichnen, die auf unverarbeitete Erinnerungen hinweisen.
8. (Reevaluation): In der nächsten Sitzung wird überprüft, ob das Vorgehen in der letzten Stunde ausgereicht hat, um die belastende Erinnerung ins eigene Erinnerungsnetzwerk heilsam einzubauen, ob neue Erinnerungen aufgetaucht sind und ob eine weitere Bearbeitung notwendig ist.

Das Ziel einer EMDR-Sitzung soll also sein, bei Erinnerungen an Erlebnisse, die seelische Verletzungen bewirkt haben, nicht mehr belastet zu sein.

Intensiv-EMDR auf der Isle of Wight

In ihrem Vortrag erzählte Jacqueline Marie Smith, wie sie ihre ersten Erfahrungen mit Intensivtherapie mit einem 20-jährigen Mann gemacht hat, der als Kleinkind von seinem Babysitter sexuell traumatisiert worden war und unter schweren KPTBS-Symptomen litt. Sie arbeitete drei Tage lang von 9:00 bis 16:00 Uhr mit EMDR mit ihm und konnte erreichen, dass es ihm danach viel besser ging und die Ergebnisse der psychologischen Tests, die bei allen Patient:innen dort routinemäßig durchgeführt werden, deutlich unauffälliger ausfielen. Ähnliche Erfahrungen machte sie mit einer schwer traumatisierten jungen Frau mit Zwangssymptomen. Dadurch ermutigt, begann sie auf der Isle of Wight mit ihrem Team neben der üblichen ambulanten Therapie mit EMDR-Sitzungen einmal wöchentlich auch EMDR-Intensivtherapie durchzuführen. In der Literatur hatte sie nur drei Einzelfallstudien gefunden (Wesson & Gould 2009; Grey 2011; Lobenstine & Courtney 2013), die jeweils unterschiedlich vorgingen: einmal war es ein intensiver EMDR-Therapieprozess an vier aufeinander folgenden Tagen, dann zwölf 90-minütige EMDR-Sitzungen innerhalb eines Monates und beim dritten Mal ca. 25 Sitzungen in einem Monat.

Ihr selbst standen in ihrer Einrichtung jeweils 20 Sitzungen pro Patient:in mit leichten oder mittelschweren Störungen zur Verfügung, die Patient:innen wurden von ihren Ärzt:innen zugewiesen, entweder um Kognitive Verhaltenstherapie, Interpersonelle Therapie, Paartherapie oder EMDR zu machen. Interessant war, dass das Team die besten Ergebnisse mit EMDR erzielte – fast 70 Prozent der Patient:innen waren langfristig deutlich gebessert im Vergleich zu maximal 62 Prozent bei den anderen Verfahren. Wenn mit EMDR behandelt wurde, gingen Smiths Team und sie selbst üblicherweise so vor, dass sie nach zwei bis drei Stunden Anamnese und Vorbereitung nur noch mit EMDR behandelten, was bei wöchentlichen Terminen dann ca. 16 Stunden dauerte, bis eine deutliche Besserung und Heilung eingetreten war. Intensivtherapie führten sie in drei Tagen durch und machten die Erfahrung, dass dann meist nach sieben Therapiestunden schon eine deutliche Besserung eintrat. Die Patient:innen meldeten zurück, dass es für sie sehr gut sei, dass dadurch, dass keine längeren Pausen zwischen den EMDR-Sitzungen seien, sie nicht längere Zeit ihren traumatischen Erinnerungen allein ausgesetzt seien. Es war sozusagen keine Zeit, um zu alten Gedankenmustern zurückzukehren. Sie fühlten sich durch das intensive Setting außerdem aufgewertet.

Jacqueline Marie Smith behandelte auch einige Menschen mit sehr gravierenden Symptomen, bei denen ihr mehr als 20 Sitzungen zur Verfügung standen, mit Intensiv-EMDR. Zwei Fallgeschichten, die sie in ihrem Vortrag beschrieb, möchte ich hier wiedergeben.

Die erste ist die einer 25-jährigen Studentin, die bei ihren sehr religiösen Eltern und ihren beiden älteren Brüdern lebte und sehr viele Symptome beklagte: sie hatte Albträume, Halluzinationen und dissoziative Symptome, litt unter großen Ängsten, einem ADHS-Syndrom und führte manchmal mehrere Stunden am Tag Schaukelbewegungen durch, um sich zu beruhigen. Ihre Kindheit war geprägt gewesen durch viele Schikanen seitens ihrer älteren Brüder und von sehr grausamen Bildern und Filmen von Kriegsszenen, die ihre Eltern den Kindern immer wieder zeigten, »um sie auf das wahre Leben vorzubereiten«.

Die Therapie umfasste 25 ambulante Sitzungen in sieben Wochen, also drei bis fünf Sitzungen pro Woche. Sieben Sitzungen wurden zum Aufbau der therapeutischen Beziehung und zur Stabilisierung und Vorbereitung verwendet, Sitzung 8 bis 25 wurden für die EMDR-Therapie genutzt. Nach diesen sieben Wochen war sowohl das Schaukeln verschwunden als auch die Halluzinationen und Ängste; die junge Frau konnte wieder zur Universität gehen und ihr normales Leben führen.

Die zweite Fallgeschichte beschreibt die Therapie einer 39-jährigen Frau, die extrem vielen schwierigen Lebensereignissen ausgesetzt war. So hatte sie als achtjähriges Mädchen miterleben müssen, wie ihr gewalttätiger Vater ihre kleine Schwester tötete. Von da an musste sie alleine bei ihrer heroinabhängigen Mutter leben, der Vater war inhaftiert worden und hatte sich in der Haft suizidiert. Als sie zehn Jahre alt war, gab ihre Mutter sie in eine Pflegefamilie, in der sie mehrere Jahre von dem Pflegevater und einem Pflegebruder sexuell misshandelt wurde. Sie erlebte auch als Erwachsene mehrere gewalttätige Beziehungen zu Männern, wurde selbst gegenüber Männern gewalttätig und prostituierte sich, allerdings nur für einen Tag. Sie konsumierte sehr viel Cannabis und erlitt zwei Mal eine drogeninduzierte Psychose. Eine Borderline-Diagnose war ebenfalls gestellt worden. Sie hatte viele Therapieversuche unternommen, die ihr nur wenig geholfen hatten, und war verzweifelt: Sie hatte zwei Kinder, die mit ihr zusammenlebten und denen sie eine gute Mutter sein wollte. Die Überweisung zu Jacqueline Marie Smith erlebte sie sehr skeptisch, und diese beschrieb, wie wichtig der Aufbau einer guten therapeutischen Beziehung war. Die Patientin wurde stationär aufgenommen. Dem Aufbau einer guten therapeutischen Beziehung und der Stabilisierung und Vorbereitung widmeten sie sich einige Tage, bevor eine dreitägige EMDR-Intensivtherapie jeweils von 9:00 bis 16:00 Uhr begann. Am ersten dieser drei Tage wurden das Miterleben der Tötung der kleinen Schwester und als Zweites der Eintritt in die Pflegefamilie bearbeitet, am zweiten Tag die Missbrauchssituationen in der Pflegefamilie, die Erlebnisse als Prostituierte und in der ersten gewalttägigen Beziehung, am dritten Tag die Erlebnisse in der zweiten gewalttätigen Beziehung und die Cannabisabhängigkeit. Danach ging es der Patientin viel besser, Jackie Smith sah sie aber wegen der Cannabisabhängigkeit noch drei Monate lang einmal in der Woche ambulant.

Gerade diese beiden Fallgeschichten beeindruckten mich tief: Das war jeweils ein Rucksack voller schlimmer Erlebnisse, den diese beiden Menschen mitschleppten, beide zeigten eine Reihe von Symptomen, bekamen psychiatrische Diagnosen, waren sogenannte »schwere Fälle«, und beiden konnte durch die intensive, systematische und konsequente Bearbeitung ihrer »Trauma-Landschaften« mittels EMDR gut geholfen werden.

Studien zu Intensiv-EMDR

Die Bongaerts-Studie

Im Herbst 2015 fand im niederländischen Bilthoven ein Experiment statt: in einem großen psychiatrischen Zentrum, dem Psychotrauma Expertice Centre (PSYTREC) wurden sieben Patient:innen (drei Männer, vier Frauen) mit der Diagnose KPTBS einem intensivem Behandlungsprogramm unterzogen (Bongaerts et al. 2017). Es bestand aus einer jeweils mehrstündigen psychologischen Testphase vor, zwischen und nach den beiden Therapiephasen und zwei intensiven viertägigen Therapiephasen mit jeweils einer Doppelstunde EMDR-Therapie an jedem Vor- und Nachmittag der acht Therapietage, insgesamt also 32 Stunden EMDR. Zwischen den beiden stationären Therapiephasen, in denen die Patient:innen außerdem an einem intensiven Sportprogramm von sechs Stunden täglich und einer abendlichen Psychoedukationsgruppe teilnahmen, verbrachten die Patient:innen drei Tage in ihrem Zuhause.

Es waren Menschen zwischen 30 und 55 Jahren (mittleres Alter

42 Jahre), die von ihrem Allgemeinmediziner, Psychiater oder Psychologen überwiesen worden waren und die berührende Schicksalswege hinter sich hatten: sexueller, psychischer und körperlicher Missbrauch und Misshandlung in Kindheit und Jugend, Gewalt durch Gleichaltrige, in Kriegsgebieten, Unfälle, Miterleben von Gewalt und von Tötungen und Suizidversuchen, eigene Suizidversuche, um nur einige zu nennen. Trotz psychiatrischer, psychotherapeutischer und medikamentöser Therapien ging es keinem dieser sieben Menschen gut, und die Intensivtherapie mit EMDR war ein neuer Versuch, sie von ihren belastenden Symptomen zu befreien.

Bemerkenswert an diesem Experiment war außerdem, dass jede der 16 EMDR-Sitzungen von jeweils anderen Psycholog:innen durchgeführt wurde, sodass etwaige Erfolge nicht von besonders begabten Psychotherapeut:innen abhingen, und dass nicht nur mit bilateralen Augenbewegungen gearbeitet wurde, sondern bei einigen der Patient:innen gleichzeitig mit Kopfhörern und akustischer Stimulation und mit vibrierenden Buzzern und somit taktiler Stimulation der Hände. Bei jedem/jeder Patient:in wurde mit mindestens zehn Erinnerungen gearbeitet.

Die Ergebnisse waren sehr verheißungsvoll: Es gab keine unerwünschten Ereignisse, alle profitierten von der Behandlung, nur eine Patientin konnte wegen einer Erkrankung ihres Ehemanns die Testung am Ende und zehn Tage, einen Monat und drei Monate später nicht durchführen. Alle getesteten Personen zeigten einen deutlichen Rückgang ihrer Symptome, zwei verloren sie völlig, zwei weitere überwiegend.

Die Méndez-Studie

2018 wurde eine weitere Studie mit Intensiv-EMDR in den Niederlanden veröffentlicht: Im Foundation Centrum 45 in Oegstgeest, einem nationalen Spezialzentrum für die Behandlung von Menschen mit komplexen posttraumatischen Störungen, wurde 2017 eine Pilotstudie mit zwölf Patient:innen durchgeführt, die für fünf Tage und Nächte stationär aufgenommen worden waren (Méndez et al. 2018).

Hintergrund dieser Studie war, dass die Forscher:innen den Eindruck hatten, dass, obwohl insbesondere die kognitive Verhaltenstherapie und auch EMDR sich als wirksame Behandlungsstrategien bei der PTBS erwiesen haben, es eine nicht geringe Anzahl von Patient:innen gibt, die entweder nicht auf die Therapie ansprechen oder sie nicht zu Ende durchführen, weil sie zu belastend ist. Erforscht werden sollte, ob mit einer fünftägigen hochdosierten intensiven EMDR-Therapie bessere Erfolge erzielt werden könnten.

Bei den Patient:innen handelte sich um neun Männer und drei Frauen zwischen 33 und 55 Jahren (mittleres Alter 44 Jahre), die komplexe Traumatisierungen im Krieg und/oder in ihrer Kindheit oder später erlitten hatten und die neben der Traumadiagnose auch Diagnosen wie Depressionen, Angst- und Zwangsstörungen oder Alkoholabhängigkeit hatten. Vor der fünftägigen stationären Behandlungsphase waren die Patient:innen bis zu drei Mal ambulant gesehen, testpsychologisch untersucht und vorbereitet worden. Man hatte außerdem festgestellt, wie die Patient:innen mit stressigen Situationen umgingen, und hatte jeweils drei bis fünf traumatische Erinnerungen identifiziert, die mit EMDR behandelt werden sollten. Am ersten Tag wurden die Patient:innen körperlich untersucht und erstellten danach mit ihrem EMDR-Therapeuten den Plan, welche traumatischen Erinnerungen in den nächsten Tagen wann bearbeitet werden sollten. Je nachdem, wie viel Zeit das in Anspruch nahm, wurde bereits in dieser ersten 90-minütigen Sitzung am Vormittag mit EMDR begonnen oder erst am Nachmittag. Auch in den Folgetagen hatte jede:r Patient:in vormittags und nachmittags jeweils eine 90-minütige EMDR-Sitzung. Am Ende jedes Tages fand eine Stunde traumasensibles Yoga für die Patient:innen statt. Fünf der zwölf Patient:innen wurden jedes Mal von dem gleichen EMDR-Therapeuten behandelt, sieben von zwei Therapeut:innen. Drei von den zwölf Patient:innen erhielten innerhalb der folgenden 16 Tage noch eine weitere EMDR-Sitzung. Psychologische Tests wurden vor der ersten und nach der letzten Sitzung gemacht sowie 21 Tage nach Beginn des Programms.

Auch hier waren die Ergebnisse sehr ermutigend: Zwar hörte ein Patient nach einer Sitzung auf, weil er gemerkt hatte, dass es wichtiger für ihn war, seine Probleme in der Partnerschaft zu bearbeiten, aber von den elf anderen sprachen neun sehr gut auf die Behandlung an. Insbesondere zum dritten Messzeitpunkt, also 16 Tage nach Beendigung, zeigten sie gar keine oder deutlich weniger PTBS-Symptome. Bei zwei Patient:innen, denen zuvor andere traumatherapeutische Verfahren nicht geholfen hatten, zeigten sich ebenfalls deutliche Verbesserungen. Interessant war, dass es keinen Unterschied gab zwischen denen, die nur von einem Therapeuten und denen, die von zweien mit EMDR behandelt worden waren, und auch, ob sie danach noch eine EMDR-Auffrischungsstunde bekamen, machte keinen Unterschied.

Weitere Studien zu Intensiv-EMDR

In einer gerade erschienenen Übersichtsarbeit zu Intensiv- und Kurzbehandlungen der PTSD (Schuster Wachen & Sloan 2024) werden auch zwei aktuelle EMDR-Intensiv-Studien aus den Niederlanden und Norwegen benannt, die zweiwöchiges Intensiv-EMDR kombiniert mit Psychoedukation, körperlicher Aktivität und Prolonged Exposure untersuchten. Es zeigten sich große positive Effekte.

EMDR und Intensiv-EMDR in der Traumaklinik des Gezeiten Hauses

Im Mai 2016 nahm im rheinischen Wesseling, wenige Kilometer von Köln und Bonn entfernt, ein spannendes Projekt seinen Anfang: in enger Zusammenarbeit mit Dr. Arne Hofmann, einem sehr verdienten deutschen Internisten und Psychosomatiker, der Anfang der 90er-Jahre EMDR aus den USA mit nach Deutschland gebracht hatte, wurde die Klinik für Psychosomatische Medizin, Psychotraumatologie und EMDR (kurz: Traumaklinik) des Gezeiten Hauses Schloss Eichholz eröffnet. Zweck der Klinik war von Beginn an, Menschen mit komplizierten posttraumatischen Erkrankungen, zu denen wir, die EMDR-Community um Arne Hofmann, auch die chronischen und schweren depressiven Erkrankungen zählten, eine stationäre Behandlungsmöglichkeit zu bieten. Niedergelassene Psychotherapeut:innen, die EMDR machen konnten, gab es zu diesem Zeitpunkt schon eine ganze Reihe, allerdings nur ganz wenige Kliniken, die EMDR anboten. Unser Ziel war es, in enger Kooperation mit den niedergelassenen EMDR-Therapeut:innen Patient:innen in Phasen, in denen eine ambulante EMDR-Therapie wegen mangelnder häuslicher Unterstützung oder zu hoher

Alltagsbelastung nicht möglich war, mit der Methode stationär zu behandeln. Daneben sollten Traumatisierte Menschen, die zwar in ambulanter Therapie waren, aber noch kein EMDR kannten, die Möglichkeit erhalten, auf Empfehlung ihrer Psychotherapeut:innen einen Behandlungsversuch damit zu starten. Wir begannen mit zehn Patient:innen, denen wir neben einem umfangreichen gruppentherapeutischen Angebot insbesondere auch drei psychotherapeutische Einzelsitzungen und eine körpertherapeutische Einzelstunde ermöglichten. Inzwischen haben wir 34 Behandlungsplätze und insgesamt 15 ärztliche und psychologische Mitarbeiter:innen, die alle EMDR beherrschen, zusätzlich natürlich noch andere auch traumatherapeutische Methoden und Verfahren. Dazu kommen noch einige körpertherapeutisch oder in der traditionellen chinesischen Medizin weitergebildete Mitarbeiter:innen und unsere Kolleg:innen aus der Pflege. In den drei psychotherapeutischen Einzelsitzungen wird als unser Hauptverfahren EMDR angeboten – tatsächlich beginnen wir in nicht wenigen Fällen aber erst nach einigen Wochen mit der eigentlichen Traumabearbeitung mit EMDR, je nachdem, wie stark dissoziativ die Patient:innen sind. Da viele der Patient:innen mit KPTBS auch komorbide Störungen wie schwere Depressionen, Angsterkrankungen, somatoforme Krankheitsbilder oder Essstörungen zeigen, sind die einzelnen Therapiepakete, die die Patient:innen bekommen, ansonsten unterschiedlich – sie werden im Dialog mit ihnen ausgewählt und zusammengesetzt und je nach Verlauf verändert. Gemeint sind hier zusätzliche Gruppenangebote wie Skillsgruppe, Gruppe soziales Kompetenztraining, systemische Skulpturgruppe, Gestaltungstherapie, Singen, Nada-Ohrakupunktur, etc. Außerdem gibt es verpflichtende Gruppen wie die zwei Mal pro Woche stattfindenden interaktionellen Ressourcengruppen, Körpertherapiegruppen und das morgendliche Qigong. Die Patient:innen bleiben in der Regel zehn bis zwölf Wochen und bekommen so eine Dosis von bis zu 30 Sitzungen EMDR – der Durchschnitt dürfte bei etwa 15 Sitzungen liegen.

Da wir keine Universität und kein Forschungszentrum sind, bekommen wir keine Forschungsgelder und können keine systematischen Studiendesigns durchführen. Allerdings erheben wir bei allen Patient:innen zu Beginn, am Ende und drei Monate nach der Behandlung

Daten, die wir intern auswerten. Auch haben wir eine kleine Studie gemacht mit Patient:innen, die an einer Depression litten und die wir mit EMDR behandelt haben (Altmeyer et al. 2022).

Die Erfahrungen, die wir mit unseren Patient:innen machen, sind sehr gut: Viele schätzen es, dass sie sich in unserem geschützten Rahmen eine begrenzte Zeit lang mit sehr belastenden Erlebnissen beschäftigen können und Erleichterung erleben. Schlafstörungen, Ängste, Schmerzen und viele andere Symptome verändern sich, verschwinden vielleicht sogar ganz, der Zugang zu Gefühlen wird leichter, das eigene Selbstwertempfinden verbessert sich. Die EMDR-Sitzungen selbst, die bis zu drei Mal in der Woche durchgeführt werden, sind dabei oft anstrengend, die Patient:innen sind danach erschöpft und froh, dass sie sich im geschützten Setting ausruhen können und sich nicht mit den Anforderungen des normalen Alltags beschäftigen müssen. Doch es lohnt sich – für die allermeisten bedeutet diese intensive Arbeit mit EMDR, dass die Erinnerungen an die schlimmen Erlebnisse sie nicht mehr so sehr in ihrem weiteren Lebensweg blockieren, dass sie sie nunmehr integrieren können und die Erinnerungsgeister so zu »nur noch« bedeutenden Erfahrungen werden. Voraussetzung für eine stationäre Therapie bei uns ist, dass es auch einen ambulanten Behandlungsplatz gibt. Denn unsere Patient:innen leiden unter komplexen Traumafolgestörungen, die sich über viele Jahre entwickelt haben. Komplexe Störungen brauchen komplexe Behandlungssettings. Darum ist es äußerst sinnvoll, dass nach einer intensiven stationären Phase, der in der Regel eine ambulante Psychotherapie vorausgegangen ist, die jedoch nicht ausreichte, ambulant weitergearbeitet wird, um das Erreichte auch unter Alltagsbedingungen zu konsolidieren.

Eine so intensive EMDR-Behandlung wie bei Frau Schubert machen wir normalerweise nicht, da dies ganz besonderer struktureller und personeller Bedingungen bedarf. In ihrem Fall ließ ich mich vertreten und schuf zeitliche Kapazitäten für die 27 Therapieeinheiten, die ich mit ihr gestaltete. Wir planten, dass sie neben den Einzeltherapien bei mir am Morgen-Qigong teilnehmen konnte, am Singen und den gemeinsamen Mahlzeiten und ansonsten viel Zeit zum Ausruhen hatte.

Ich werde im letzten Kapitel beschreiben, welcher Voraussetzungen Intensiv-EMDR-Angebote bedürfen und wie wir sie umsetzen.

2.5 Systemische Therapie

Mit der systemischen Sichtweise kam ich erstmalig als neurologische Assistenzärztin im Rahmen meiner Psychotherapieweiterbildung in Berührung. Ich denke, ich übertreibe nicht, wenn ich es beschreibe als Begegnung mit etwas, wonach ich schon lange unbewusst gesucht hatte: eine Erklärung dafür, wieso psychische Erkrankungen entstehen und was sie eigentlich bedeuten. Es war ein Gefühl, als ob sich viele Fragezeichen in meinem Kopf auflösten und die Antworten klar vor mir lagen, besser noch, die eine wichtige Antwort: Psychische Symptome sind Ausdruck dafür, dass etwas nicht stimmt zwischen einem Menschen und seiner Umwelt. Aus der Definition

> »*Systemische Therapie* ... ist ein psychotherapeutisches Verfahren, dessen Fokus auf dem sozialen Kontext psychischer Störungen liegt und das zusätzlich zu einem oder mehreren Patienten (»Indexpatienten«) weitere Mitglieder des für den/die Patienten bedeutsamen sozialen Systems einbezieht und/oder fokussiert ist auf die Interaktion von Familienmitgliedern und deren sozialer Umwelt« (von Sydow et al. 2007)

wird diese Bedeutung des oder der Kontexte von sozialen Phänomenen deutlich, wie sie in einem systemischen Verständnis gesehen wird. Systemiker:innen betrachten psychische und soziale Phänomene nie isoliert, sondern interessieren sich für das »Drumherum«, womit zeitliche, örtliche, interaktionelle und andere energetische Umwelten gemeint sind.

Entstanden ist die Systemische Therapie in der Medizin Mitte des 20. Jahrhunderts aus dem Setting der Familientherapie heraus, als man »entdeckte«, dass Patient:innen Familien haben, die sowohl von den körperlichen als auch den psychischen Erkrankungen ihrer Familienmitglieder beeinflusst werden und ihrerseits Einfluss auf den Verlauf dieser Erkrankungen haben. Systemisches Denken hat sich schon vorher in allen möglichen anderen natur- und geisteswissenschaftlichen Disziplinen entwickelt, insbesondere in der Physik, der Kybernetik, der Synergetik und der Biologie (von Schlippe & Schweitzer 2012).

Das Störungsverständnis ist zirkulär, was bedeutet, statt einseitiger Ursache-Wirkungsbetrachtungen von Krankheits- und Beziehungsprozessen rücken die Wechselwirkungen in Verhalten und Wahrnehmung zwischen Menschen, ihren Symptomen und ihrer weiteren Umwelt in das Zentrum des Verstehens und der Veränderungen. Ein Beispiel, das viele kennen: Bauchschmerzen bei kleinen Kindern können viele Ursachen haben. Möglicherweise haben sie etwas gegessen, was ihnen nicht gut bekommt, sie haben einen Infekt oder es stecken Müdigkeit, Überforderung oder Aufregung dahinter. Die Art und Weise, wie die Erwachsenen reagieren, hat in der Regel großen Einfluss darauf, wie es weitergeht mit den Bauchschmerzen: reagieren sie mitfühlend und beruhigend, werden die Schmerzen häufig weniger oder verschwinden ganz, reagieren sie besorgt oder gar mit Angst, verstärken sie sich; ignorieren die Erwachsenen die Bauchschmerzen, werden die Kinder nochmal anders reagieren. Wenn wir mit der systemischen Brille schauen, werden wir uns diese Interaktionen erst einmal anschauen, um ein Verständnis dafür zu entwickeln.

Ziel dieses Vorgehens ist es, symptomfördernde familiäre Interaktionen und Strukturen, dysfunktionale Lösungsversuche und starre Familienerzählungen infrage zu stellen und neue gesundheitsfördernde Interaktionen, Lösungsversuche und Erzählungen anzuregen. Das hieße dann zum Beispiel in dem Bauchschmerzen-Beispiel, eine sehr ängstliche Reaktion der Erwachsenen zu verändern in eine gelassenere – eine Wärmeflasche oder eine Kuscheleinheit statt einer sofortigen Vorstellung bei der Kinderärztin.

Systemische Therapie ist in ganz verschiedenen Settings oder Anbindungsformen einsetzbar, so als Familientherapie, Paartherapie, Einzel- und Gruppentherapie, in Multi-Familientherapiegruppen und Therapien mit größeren Helfer- und Nachbarschaftssystemen.

Die Systemische Therapie betrachtet den Menschen zugleich als biologisches und als soziales Wesen, das auf ein Du, auf soziale Gemeinschaft angewiesen ist. Biologische, psychische und soziale Systeme sind in ihrem Bestand dabei voneinander abhängig, der Mensch ist ein seine Wirklichkeit konstituierender Beobachter. Das heißt, er schafft seine Wahrnehmungen (worauf er achtet) und Bedeutungen (wie er sie interpretiert) selbst, er konstruiert sie und gestaltet seine Wirklichkeit aktiv mit. Sprache hat in diesem Zusammenhang eine große Bedeutung, und eine Veränderung der Art, wie wir über die Dinge sprechen, verändert auch die Art, wie wir die Dinge verstehen und bewerten. Menschen werden als denkende und fühlende Wesen betrachtet, und die Wirkung der Gefühle auf das Denken wird im Sinne von Selbstorganisation als sowohl motivierend als auch als prägend und gestaltend verstanden. Menschen werden als autonome Wesen gesehen, die Verantwortung für sich und ihre Umwelt tragen. Respekt und Wertschätzung dieser Autonomie gegenüber ist zentrales Element der Systemischen Therapie, das nur zeitweise, etwa aus der Notwendigkeit, Selbst- oder Fremdgefährdung zu verhindern, aufgehoben werden darf. Die Patient:innen werden als Expert:innen für Inhalte und Ziele im therapeutischen Geschehen gesehen, die Therapeut:innen als Expert:innen für den Therapieprozess und die Rahmenbedingen der Therapie. Die grundlegende therapeutische Haltung ist wohlwollendes Interesse und Allparteilichkeit gegenüber Personen, Inhalten und Zielen. Die Grundhaltung ist am Konzept der Salutogenese (s. u.) orientiert und grundsätzlich ressourcenorientiert.

Als ich einige Jahre später anfing, psychotraumatologisch zu arbeiten, passte die systemische Sichtweise mit Fokus auf dem sozialen Kontext psychischer Störungen natürlich sehr gut: Ursache für die psychischen Symptome sind die erlebten Traumata, also externe Umwelteinflüsse, dann aber auch die zirkulären Beziehungsgeschehen, die sich um Symptome wie Vermeidungsverhalten, Wiedererleben und einen anhaltend erhöhten Erregungszustand (Hyperarousal) herum bilden. Und: In der Traumatherapie beschäftigen wir uns sehr viel mit den inneren Systemen der Menschen, wie zum Beispiel in der Ego-State-Therapie, die ich weiter unten erkläre. Die Systemkompetenz, die ich in der Weiterbildung zur systemischen Therapeutin und Lehrtherapeutin gewonnen hatte, erlebte ich in dieser Arbeit als sehr gewinnbringend.

Was mich aber noch mehr begeisterte, war, dass ich die Behandlung mit EMDR als ebenso systemisch kennenlernte: Als Therapeutin biete ich die Rahmenbedingungen und die Kompetenz, was die Vorgehensweise betrifft, an – den Prozess selbst, das sogenannte Prozessieren im Gehirn, macht der/die Patient:in selbst, er oder sie bestimmt das Tempo und den Weg. Meine therapeutische Grundhaltung ist die der fachkundigen Begleitung auf dem Weg zu einem Ziel, das der/die Patient:in selbst bestimmt. Die Lösungen liegen auch bei EMDR in den Patient:innen selber, als Therapeutin biete ich nur den Rahmen, in dem sie gefunden werden können.

2.6 Weitere Verfahren und Methoden

Hypnotherapie und hypnosystemische Therapie

Das therapeutisch nutzbare Phänomen der Hypnose, abgeleitet von dem griechischen Wort für Schlaf, hypnos, wurde im 19. Jahrhundert von dem schottischen Chirurgen James Braid eingeführt (Braid 1846), der bei Patient:innen und sich selbst die Induktion von schlafähnlichen Zuständen erforschte und beschrieb und zum Beispiel zur Schmerzreduktion bei Operationen nutzte. Heute werden in der hypnotherapeutischen Fachwelt damit in der Regel alle Interaktions- und Kommunikationsprozesse gemeint, die bestimmte Erlebnis- und Bewusstheitszustände anregen sollen (Schmidt 2016), die dann »Trance« genannt werden.

Mit Hypnotherapie ist die Hypnotherapie von Milton H. Erickson gemeint (Haley 2006). Erickson war Mediziner und Psychologe und lebte von 1901–1980 in den USA. Er wird beschrieben als ein sehr bemerkenswerter Mensch, der trotz mehrerer körperlicher Handicaps (Farbenblindheit, Hörschwäche, Legasthenie, Kinderlähmung, Schmerzsyndrome) beruflich und privat sehr aktiv war, viele Auszeichnungen bekam und als Gründungsvater der Hypnotherapie gilt. Er verstand Hypnose als eine besondere Art der Interaktion zwischen Menschen, eine bestimmte Art zu kommunizieren mit dem Ziel, die Selbst- und Fremdwahrnehmung und letztlich das Verhalten eines Menschen zu verändern. Bewusstseinszustände, die mit Leid, Symptomen, dem Erleben von Inkompetenz einhergehen, sollen verändert werden zu Zuständen von Wohlbefinden und Handlungsfähigkeit, und zwar mittels hypnotherapeutischer Strategien, die direkt oder indirekt in das Gespräch und die Interaktion zwischen Therapeut:innen und Patient:innen einfließen. Milton Erickson war äußerst kreativ beim Finden und Erfinden solcher Methoden, indem er zum Beispiel auf Raum und

Positionen achtete, zu Widerstand ermunterte, paradoxe Anweisungen gab, viele Metaphern einsetzte, sehr auf Sprache achtete, kleinste Veränderungen berücksichtigte und insgesamt stark an die Ressourcen und Stärken der Menschen anknüpfte.

Der Begriff »hypnosystemisch« wurde Anfang der 80er-Jahre von Gunther Schmidt (Schmidt 2016) eingeführt, der in seiner Arbeit die kompetenzaktivierenden hypnotherapeutischen Psychotherapiemethoden von Milton Erickson mit systemisch-konstruktivistischen Ansätzen sehr gewinnbringend kombiniert und davon ausgeht, dass beiden sehr ähnliche Grundannahmen zugrunde liegen: So gehen beide davon aus, dass lebende Systeme letztlich sich selbst organisierende, also autopoietische Systeme sind. Lebensprozesse werden als regelhafte wiederkehrende Muster beschrieben, die aus Kognitionen, Kommunikationsmustern, Emotionen, Körperprozessen, etc. bestehen. Veränderung geschieht über Musterunterbrechung oder -irritation.

Hypnotherapeutische Elemente in dem Therapieprozess mit Frau Schubert, der Patientin, von der die Fallgeschichte in Kapitel 3 erzählt, waren beispielsweise bei der ersten Begegnung meine Komplimente über ihre Pünktlichkeit und die verbal geäußerte Freude darüber, dass unser Therapieprozess jetzt startet. Es war mir wichtig, meiner Dankbarkeit über das selbstgebackene Brot, das sie mir mitgebracht hatte, Ausdruck zu geben. Das sind natürlich Dinge, die allein die Höflichkeit gebietet; meines Erachtens hängt dies aber damit zusammen, dass genau dies auch die Funktion von Höflichkeit ist: Erlebniszustände und damit Trancen herzustellen, die entängstigend sind und die das Zusammenleben und -arbeiten einfacher machen. In der Systemischen Therapie spricht man von »Joining«, damit gemeint ist das Herstellen von interpersoneller Bindung dadurch, dass der/die Therapeut:in sich ankoppelt an die Bedeutungswelt der Patientin, des Patienten. Dazu ist es erforderlich, dass ich die Dinge, die ich in meiner Therapie mache, bewusst tue und dabei darauf achte, welche Wirkung meine Worte und Gesten auf den/die Patient:in haben. Und dazu gehört auch, dass ich nachfrage, wenn ich mir nicht sicher bin, ob meine Interventionen so gewirkt haben, wie ich beabsichtigte. In Frau Schuberts Fall ging in diese Richtung auch meine Frage, was ich als ihre Therapeutin auf keinen Fall machen sollte. Das war eine überraschende Frage für sie – auch das ein hypnotherapeutisches Element, das Kompetenz- und Kontrollerleben bewirken sollte. Die schon zu Beginn festgelegte Struktur der Woche, die ich mir vorher überlegt hatte, sollte Frau Schubert vermitteln, dass ich wusste, was ich tat. Dass ich ihr meine Gedanken dazu erklärte und, bevor wir anfingen, ihr Einverständnis dazu einholte, hatte wiederum zum Ziel, sie als Expertin für sich selbst mit ins Boot zu holen. Damit versuchte ich von Beginn an eine Atmosphäre der Professionalität und Freundlichkeit herzustellen, gleichzeitig ihr das Gefühl der Kontrollierbarkeit zu geben, was gerade bei traumatisierten Menschen von großer Bedeutung ist. Es geht sozusagen um eine Fokussierung der Aufmerksamkeit der Patient:innen weg von einer »Problemetrance«, die mit Inkompetenz-Erleben und Leiden verbunden ist, hin zu einer »Lösungstrance«, die Kompetenz und Gestaltungsmöglichkeiten impliziert.

Hypnotherapeutische Elemente gibt es in allen wirksamen Therapieverfahren viele, oft ganz unbewusst eingesetzte zur Atmosphärengestaltung oder bewusste als Suggestionen oder Provokationen.

»Hypnosystemisch« bedeutet nun darüber hinaus noch, die Trance-Induktionen, die in Mehrpersonensystemen oder auch in inneren Systemen ständig unbewusst geschehen, zu entdecken, zu beachten und zu nutzen. Bei Frau Schubert gelang es uns zum Beispiel im Verlauf der Therapie, die inneren Monster, die ihr anfangs große Angst bereiteten, zu Helfern umzufunktionieren, sie zu einer Art »coolen Truppe« zu machen, die ihr half und über die sie sogar schmunzeln konnte. Die Monster induzierten in ihrem inneren System keine Panik-Trance mehr, sondern vermittelten sozusagen Schutz- und Verteidigungserleben.

Ego-State-Therapie

Dass nicht nur die äußeren Systeme, in denen wir leben, also Familie, Freundeskreis, Berufskolleg:innen etc., uns beeinflussen, sondern auch unser Innenleben aus verschiedenen Teilen besteht, also systemisch aufgebaut ist, ist spätestens seit Sigmund Freud eine Übereinkunft im westlichen Denken. Ausgehend von seinem Strukturmodell mit »Es«, »Über-Ich« und »Ich« als innere Instanzen, die Triebe und Lustprinzip

(Es), moralische Prinzipien (Über-Ich) und den kritischen Verstand und Kontrolle (Ich) vertreten, generierte sein Schüler Paul Federn im Zusammenhang mit psychotischen Patient:innen die Idee der »Ich-Zustände« (Federn 1956). Das Ehepaar John und Helen Watkins entwickelte den Gedanken weiter zu einem ganz eigenen Theoriekonzept: der Ego-State-Therapie (Watkins & Watkins 1997), die für ein weites Spektrum von psychischen Erkrankungen geeignet ist. Ego-States werden heute verstanden als unterschiedliche Ich-Zustände, die jeweils eine eigene Selbst- und Weltsicht haben, Ausdruck einer Entwicklungserfahrung sind und auch ein bestimmtes Entwicklungsniveau haben, ebenso wie eine Gender-Identität und jeweils charakteristische Muster in ihrer Wahrnehmung, im Bindungsverhalten und im körperlichen Ausdruck. Sie entstehen im Rahmen der eigenen Entwicklung innerhalb bestimmter Bindungserfahrungen und auch im Rahmen von Trauma (Leutner & Cronauer 2022).

Diese Sichtweise hat sich sehr bewährt in der Therapie von Menschen mit Traumatisierungen, die sich häufig als fragmentiert, verrückt und abgespalten erleben. Schon die Vermittlung der Theorien mit Begriffen wie »Innere Anteile«, »Inneres Kind«, »Inneres Team«, aber auch »Täter-Introjekte« stößt bei vielen unserer Patient:innen auf große Resonanz, weil sie Begriffe für etwas bekommen, das zu ihrem inneren Erleben passt, für das sie aber bisher keine passenden Worte hatten. In der Therapie geht es dann darum, verschiedene Ego-States zu identifizieren, sie kennenzulernen, sie verstehen zu lernen und sie in gute Kommunikation miteinander zu bringen. In diesem Zusammenhang kann ich sehr den Traumatherapie-Kompass von Susanne Leutner und Elfie Cronauer empfehlen (Leutner & Cronauer 2022), der explizit auch die Kombination von EMDR mit Ego-State-Therapie beschreibt.

Stabilisierungstechniken

Zu Beginn der Arbeit mit Menschen, die unter Traumafolgestörungen leiden, ist es sehr wichtig, darauf zu achten, wie es um die psychische Stabilität der Betroffenen steht, und ihnen dabei zu helfen, Stabilität zu entwickeln oder zu vergrößern. Einige der gängigen Methoden und

Übungen habe ich auch in der beschriebenen Fallgeschichte verwendet, so die Übung »Wohlfühlort«, die auch »Innerer sicherer Ort« genannt wird und die von Luise Reddemann zuletzt als »Innerer Ort der Geborgenheit« sehr schön beschrieben wurde (Reddemann 2022), und die »Tresorübung«, bei der ich gerne die Version von Katharina Drexler nutze (Drexler 2022). Auch die Lichtstromübung ist eine in der Traumatherapie gerne verwendete Übung, hier nutze ich eine eigene Version, die ich unten darstelle.

Vorstellen möchte ich außerdem die »Vier-Elemente-Übung«, die ich 2017 in einem Workshop von Elaine Shapiro, den er an unserer Klinik mit uns durchgeführt hat, kennengelernt habe. Diese Übung hat den Hintergrund, dass externe und interne Stressauslöser im Verlaufe eines Tages einen kumulativen Effekt haben. Wir Menschen können mit Stress besser umgehen, wenn wir mit unserer Erregung in einem »Fenster der Toleranz« bleiben. Ein gutes Gegenmittel bei Stress ist die häufige zufällige Überprüfung des Stresslevels mit einfachen Stressabbauübungen, um den Stress in unserem Fenster der Toleranz zu halten. Sinnvoll ist es, am Handgelenk ein Armband oder eine Uhr zu tragen, um jedes Mal, wenn man die Uhr bemerkt, den aktuellen Stresslevel (SUD 1–10) zu überprüfen, indem man sich vorstellt, dass eine dieser Ziffern auf dem Armband erscheint. Dann wird die Vier-Elemente-Übung durchgeführt und danach erneut der SUD gecheckt. Das Ziel ist, den Stresslevel jedes Mal um ein oder zwei Punkte zu senken. Dadurch verhindert man die Akkumulation der Stressreaktion und kann so besser im Fenster der Toleranz bleiben. Die Reihenfolge der vier Elemente Erde, Luft, Wasser, Feuer ist so konzipiert, dass diese dem Körper folgen, von den Füßen über Bauch und Brust, Hals und Mund bis zum Scheitelpunkt. Jede neue Elemente-Übung sollte sich an die vorige anschließen und die anderen miteinbeziehen. Das Gummiband am Handgelenk kann sanft gedehnt und dann losgelassen werden, um negative Gedanken zu stoppen und sich schnell in der Gegenwart zu erden (Gedankenstopp).

Es ist meine Lieblings-Stabilisierungs-Übung, ich stelle sie hier in unserer klinikinternen Übersetzung vor.

Die Vier-Elemente-Übung

Übung 1: Erdeübung. Sie bedeutet Erdung und Sicherheit in der Gegenwart und Realität. Die Anleitung lautet: »Nehmen Sie sich ein oder zwei Minuten Zeit, um zu landen, um jetzt hier zu sein. Stellen Sie beide Füße auf den Boden, fühlen Sie, wie der Stuhl Sie stützt. Schauen Sie sich um und entdecken Sie drei neue Dinge, die Ihnen vorher noch nicht aufgefallen sind. Was sehen Sie? Was hören Sie gerade?« Die Aufmerksamkeit wird auf die Gegenwart und auf die heutige sichere Realität gerichtet.

Übung 2: Luftübung. Sie besteht aus Atmen für die Zentrierung. Die Anleitung lautet: »Sie können hier Ihre Lieblingsatemübung benutzen. Oder Sie machen es so: Atmen Sie durch die Nase (Bauchatmung), während Sie gedanklich bis vier zählen, halten Sie dann für zwei Sekunden inne und atmen Sie dann für vier Sekunden gegen die Lippenbremse aus. Nehmen Sie etwa ein Dutzend dieser tiefen, langsamen Atemzüge.« Die Aufmerksamkeit wird auf die innere Mitte gerichtet.

Übung 3: Wasserübung. Sie sorgt für Ruhe und Kontrolle und für das Anschalten der Entspannungsreaktion. Die Anleitung lautet: »Wenn man ängstlich oder gestresst ist, trocknet oft der Mund aus (›Da blieb mir die Spucke weg‹), weil ein Teil des körperlichen Stress- und Notfallprogramms (sympathisches Nervensystem) darin besteht, das Verdauungssystem abzuschalten. Wenn Sie also beginnen, Speichel zu produzieren, schalten Sie das Verdauungssystem (parasympathisches Nervensystem) und die Entspannungsreaktion wieder ein. Darum wird Menschen nach einem schwierigen Erlebnis Wasser oder Tee angeboten: Wenn man Speichel produziert, kann der Geist auch die Gedanken und den Körper optimal steuern.« Die Aufmerksamkeit wird darauf gerichtet, Speichel zu produzieren und ruhiger, kontrollierter und fokussierter zu werden.

Übung 4: Feuer- oder Lichtübung. Sie betritt den Weg der inneren Vorstellungskraft. Die Anleitung lautet: »Stellen Sie sich ein Bild vor, von Ihrem sicheren Ort oder einer anderen Ressource, das Bild einer Erinnerung, in der Sie sich mit sich selbst gut gefühlt haben. Wie fühlen Sie sich und wo fühlen Sie es in Ihrem Körper? Verankern Sie die Vorstellung mit kurzen langsamen ›Schmetterlingsumarmungen‹: Verschränken Sie dazu Ihre Hände oder Arme vor der Brust und klopfen Sie abwechselnd rechts und links auf Brust und Oberarme.« Die Aufmerksamkeit wird auf die Gefühle von Ruhe und Sicherheit im Körper gerichtet.

Die Lichtstromübung

Ich nutze diese Übung sehr gerne als Abschluss einer EMDR-Sitzung. Sie wird von vielen Patient:innen als wohltuend und kräftigend erfahren und ist leicht durchzuführen. Ausgehend von der Erfahrung, dass selbst ein so schonendes Expositionsverfahren wie EMDR sehr anstrengend für Patient:innen sein kann, kann man den erholsamen Effekt der Übung nutzen und eine Psychotherapiestunde mit einer guten Erfahrung abschließen.

»Ich lade Sie ein, sich ein Licht vorzustellen in einer Farbe, die Sie mit Heilung und Linderung verbinden (Frau Schubert wählte Orange) ... Und ich lade Sie weiter ein, sich vorzustellen, dass dieses heilsame, wohltuende Licht Ihren Körper von oben durch Ihren Scheitel betritt und sich dann überall in Ihnen ausbreitet ... Es verteilt sich in Ihrem Kopf, in Ihrem Hals und Nacken, ... breitet sich aus durch ihre Schultern, Ihre Arme bis in Ihre Hände und Finger ... es breitet sich aus im Brust- und Bauchraum ... in den Rücken, die Beckengegend ... und in beide Beine bis in die Füße und Zehen. Das heilsame wohltuende Licht breitet sich überall in Ihrem Körper aus und hat keine andere Aufgabe, als Ihren Organen, Ihren Geweben, Ihren Zellen gut- und wohlzutun, als sich wohltuend, heilend und lindernd auf Ihren Körper auszuwirken ... Und nach einer Zeit können Sie, wenn Sie wollen, das Licht Ihren Körper durch Ihre Füße verlassen lassen ... Und wenn Sie wollen, können Sie sich vorstellen dass es um Ihren Körper herumfließt und sich dann von außen und von innen wohltuend auswirkt ... Nehmen Sie dieses heilsame, wohltuende orangene Licht, wenn Sie wollen, gerne weiter mit in Ihren Tag.«

Der innere Ort der Geborgenheit

»Ich lade Sie ein, sich an einen oder mehrere Momente zu erinnern, wo Sie sich geborgen gefühlt haben. Wenn es einen solchen Moment in Ihrer Erinnerung noch nie gab, bitte ich Sie, sich vorzustellen, wie Geborgenheit wäre, wenn Sie sie erleben würden. Sie können sich dabei von Bildern mit Menschen- oder Tiermüttern mit ihren Babys anregen lassen. Spüren Sie bitte so genau wie möglich, wie es für Sie ist, sich geborgen zu fühlen ...
Von dieser Erfahrung ausgehend, lade ich Sie jetzt ein, sich einen Ort vorzustellen, an dem alle Qualitäten, die Sie mit Geborgenheit in Verbindung bringen, gegeben sind. Dieser Ort kann auf der Erde sein, er muss es aber durchaus nicht. Er kann auch außerhalb der Erde sein ... Lassen Sie Gedanken oder Vorstellungen oder Bilder aufsteigen von einem Ort, an dem Sie sich ganz wohl und geborgen fühlen. Und geben Sie diesem Ort eine Begrenzung Ihrer Wahl, die so beschaffen ist, dass nur Sie bestimmen können, welche Lebewesen an diesem Ort, Ihrem Ort, sein sollen, sein dürfen. Sie können natürlich schon jetzt Lebewesen, die Sie gerne an diesem Ort haben wollen, einladen. Wenn möglich, rate ich Ihnen, keine Menschen einzuladen, aber vielleicht liebevolle Begleiter oder Helfer, Wesen, die Ihnen Unterstützung und Liebe geben. Prüfen Sie, ob Sie sich dort mit allen Ihren Sinnen wohlfühlen. Prüfen Sie zuerst, ob das, was Ihre Augen wahrnehmen, angenehm ist für die Augen. Wenn es noch etwas geben sollte, was Ihnen nicht gefällt, dann verändern Sie es ... Nun überprüfen Sie bitte, ob das, was Sie hören, für Ihre Ohren angenehm ist ... Wenn nicht, verändern Sie es bitte so, dass alles, was Ihre Ohren wahrnehmen, angenehm ist ... Ist die Temperatur angenehm? ... Wenn nicht, so können Sie sie jetzt verändern ... Kann Ihr Körper sich so bewegen, dass Sie sich damit ganz wohlfühlen, und können Sie jede Haltung einnehmen, in der Sie sich wohlfühlen? ... Wenn noch etwas fehlt, verändern Sie alles so, bis es ganz stimmig für Sie ist ... Sind die Gerüche, die Sie wahrnehmen, angenehm? ... Auch sie können Sie verändern, sodass Sie sich ganz wohl damit fühlen ... Wenn Sie nun spüren

können, dass Sie sich ganz und gar wohlfühlen an Ihrem inneren Ort, dann können Sie mit sich eine Körpergeste vereinbaren. Und diese kleine Geste können Sie in Zukunft ausführen, und Sie wird Ihnen helfen, dass Sie diesen Ort ganz rasch wieder in der Vorstellung haben. Und wenn Sie das möchten, können Sie diese Geste jetzt ausführen ... Um die Übung zu beenden, können Sie wieder Ihre Körpergrenzen wahrnehmen und den Kontakt des Körpers mit dem Boden achtsam registrieren. Danach kommen Sie dann mit der Aufmerksamkeit zurück in den Raum.« (Aus Reddemann 2022, S. 57–58)

Die Tresorübung

»Machen Sie es sich bitte so bequem wie möglich ... Sie wissen, Sie müssen nicht ruhig sitzen, sondern können es sich immer wieder so bequem machen, wie es am angenehmsten für Sie ist ... Wenn Sie mögen, schließen Sie Ihre Augen, oder schauen Sie einfach unscharf durch alles hindurch. Ganz so, wie es für Sie angenehm ist ... Dann lade ich Sie ein wahrzunehmen, dass Ihr Körper vom Sessel unterstützt wird und die Füße vom Boden getragen werden und dass Sie atmen, dass Bauchdecke und Brustkorb sich heben und senken beim Atmen ... Und mit jedem Atemzug wird die äußere Realität ein bisschen unwichtiger, und Sie landen mehr und mehr ... und noch mehr bei sich selbst ...
Und dann lade ich Sie ein, sich ein Speichermedium vorzustellen, das alles Belastende, das Sie beschäftigt, gut bewahren kann ... Das ist für manche ein Stick oder eine externe Festplatte ... was auch immer für Sie passt ... Es ist in jedem Fall ein ganz besonderes Speichermedium, denn es ist nicht nur in der Lage, akustische und visuelle Signale zu speichern, sondern auch Gefühle, Gedanken, Körperempfindungen, Assoziationen ... alles, was sich verknüpft mit diesen belastenden Erinnerungen ... Und so, wie wir Dateien ungeöffnet einfach markieren und verschieben können, ohne uns mit den Inhalten beschäftigen zu müssen, können Sie alles, was mit dem zusammenhängt, was Sie heute speichern möchten, auf

Ihr besonderes Speichermedium verschieben ... Und erfreulicherweise geht das ja auch ganz schnell mit dem Speichern ... Vielleicht möchten Sie die Datei noch mit einer kleinen Überschrift versehen ... Und wenn alles gut festgehalten ist, dann bitte ich Sie, Ihr Speichermedium an sich zu nehmen ... Dann lade ich Sie ein, sich einen Tresor vorzustellen, zu dem nur Sie Zugang haben ... sei es durch einen Schlüssel, eine Zahlenkombination, Iris- oder Fingerabdruck-Erkennung ... was auch immer für Sie stimmig ist ... nur Sie haben Zugang zu diesem Tresor, der absolut sicher ist ... Dann bitte ich Sie, Ihren Tresor zu öffnen und in ihn das Speichermedium zu legen, auf dem jetzt alles gut festgehalten ist ... Und weil jetzt alles so gut bewahrt ist, nichts verloren gehen kann, weil alles, was mit den belastenden Erinnerungen verknüpft ist, gespeichert ist, müssen die tieferen Bewusstseinsschichten die Erinnerungen nicht erneut an die Oberfläche spülen ... denn sie sind ja gespeichert und sicher verwahrt ... Dann bitte ich Sie, Ihren Tresor zu verschließen ... Alles ist jetzt ganz sicher aufgehoben ... Wenn Sie diese Erinnerungen bearbeiten möchten, können Sie ganz gezielt auf Ihren Tresor und Ihr besonderes Speichermedium zugreifen ... Und sollten weitere belastende Erinnerungen auftauchen, können Sie mit diesen ganz genau so verfahren: speichern ... vielleicht noch benennen ... und in Ihrem Tresor ablegen ...

Und dann bitte ich Sie, ganz in Ihrer Zeit mit der vollen Aufmerksamkeit in diesen Raum zurückzukehren.« (Aus Drexler 2022, S. 118–119)

Zapchen

Zapchen habe ich 2003 bei einer Hospitation in der Klinik von Luise Reddemann in Bielefeld kennen- und schätzen gelernt. Seitdem praktiziere ich es selbst und bin sehr beseelt davon – ich baue es in Einzel- und Gruppentherapien ein, habe Vorträge und Kurse darüber gehalten und es 2015 in einem Artikel in der Zeitschrift *Kontext* (Altmeyer 2015) beschrieben. Zapchen ist eine körpertherapeutische Methode, die die Texanerin Dr. Julie Henderson entwickelt hat (Henderson 2014). Julie

Henderson wurde 1941 in Dallas als Kind einer Familie von Künstlern und Wissenschaftlern geboren, studierte Naturwissenschaften, Theater, Sprachen und Psychotherapieverfahren und wurde von Milton Erickson, Richard Bell und Toni Richardson sowie seit 1975 von tibetischen Lehrer:innen beeinflusst. Sie nennt das, was sie selbst seit über 20 Jahren lehrt, Zapchen, ein mehrdeutiges tibetisches Wort, das die positive Wirkung von überraschendem Verhalten einkalkuliert. Es bedeutet zum Beispiel »Die Ordnung erschütternde Ungezogenheit lebhafter Kinder« oder »Das nicht voraussagbare und spontan wohltuende Verhalten erleuchteter Wesen« oder »Jemand, der eindeutig zu weit geht«. Sie arbeitet mit Inhalten wie Bewusstseinstraining, Energiearbeit, Körperarbeit und Geschichtenerzählen. Zapchen ist also entstanden aus einer Kombination aus der Embodiment-Perspektive und der alten Tradition des Vajrayana Buddhismus. Es soll direkt Freude und Wohlbefinden entstehen, und es wird so wenig Zeit wie möglich auf negative Zustände und die Wiederholung der persönlichen Geschichte verwendet – das Thema Beziehung hat dabei einen hohen Stellenwert. Zapchen eignet sich sowohl für die Arbeit mit Klient:innen als auch für die eigene Psychohygiene von Menschen in helfenden Berufen. Die Methode besteht aus einer Sammlung von Übungen, die auf einfache und oft humorvolle Art Wohlbefinden fördern. Sie stimulieren die Selbstheilungskräfte des Körpers, machen ihn wacher und kreativer. Die Übungen fördern und verbessern das Fließen von Blut und Lymphe sowie die Leitung von neuronalen elektrischen Impulsen etc. in allen Geweben und Organen und ermöglichen tiefe Entspannung und Regeneration. Sie stärken das Vertrauen in den eigenen Körper und laden ein zu einer immer feineren Wahrnehmung, die nicht wertet oder urteilt, sondern so klar wie möglich wahrnimmt, was ist. Die 33 Übungen – sie umfassen 16 Basisübungen, zehn Übungen, die »Schritte ab der Mitte des Weges« heißen, und sieben Fortgeschrittenenübungen – sind jeweils so gestaltet, dass der übenden Person, während sie die Bewegung durchführt, gleichzeitig bewusst ist, was jetzt wahrscheinlich in ihrem Körper geschieht. Entweder hat ein:e Übungsleiter:in vorher erklärt, wie und warum die Übung funktioniert, oder die übende Person selbst hat die Anleitung gelesen, die in einer anschaulichen, humorvollen und leicht zu verstehenden Sprache gehalten ist. Zunächst wird jeweils erklärt, wie eine Übung durchgeführt wird, dann, warum und wie sie wirkt. Durch diese kognitive Begleitung der körperlichen Prozesse und emotionalen Erfahrungen erhöht sich – wie auch bei der Meditation bekannt – der entspannende und regenerative Effekt. Die Basisübungen, die überwiegend Alltagsbewegungen umfassen, sind: Gähnen, Nickerchen, Schaukeln, Wippen, Seufzen, Summen, Hocken, Sich strecken, Aufstehen und Hinlegen, Komisch sprechen, Backe-backe-Kuchen, Lachen, Hüpfen, Pferdeschnauben, Spielerisches Würgen und Choo-Choo-Stampfen.

Die Übungen können allein oder in der Gruppe durchgeführt werden, und bis auf »Backe, backe Kuchen« bedürfen sie keiner zweiten Person. Sie sind sehr einfach durchführbar und eignen sich für Arbeitsteams zur »Psychohygiene zwischendurch« genauso wie im Kontext von psychosomatischen oder psychiatrischen Kliniken für die Gruppentherapie oder den psychotherapeutischen Einzelkontakt. Bei Frau Schubert habe ich die Übungen »Seufzen« und »Spielerisches Würgen« angewendet.

»Seufzen«: Das geräuschvolle Ausatmen bei der Seufzbewegung soll das Zwerchfell und andere Diaphragmen (bindegewebige Scheidewände) des Körpers in einen besseren Spannungszustand versetzen und damit zu einem ausgewogeneren Fließen der Körperflüssigkeiten beitragen. Ich setze sie vor allem ein, wenn Patient:innen sich sorgenvoll und eng fühlen, sie wirkt erleichternd und mündet häufig in Lachen.

»Spielerisches Würgen«: sich vorbeugen, den Finger in den weit geöffneten Mund Richtung Hals stecken und dabei Würgegeräusche machen – dabei kann man seine Diaphragmen entspannen und Druck und Ärger »rauskotzen«. Diese Übung mache ich sehr oft in der Einzeltherapie. Ich finde sie sehr effektiv, um Menschen ihren Umgang mit Druck und Ärger bewusst zu machen und Alternativen zu entwickeln.

2.7 Weitere Grundlagen

Atmosphärische Intelligenz

Atmosphärische Intelligenz ist nach dem Soziologen Raimund Schöll (Schöll 2005) die Fähigkeit, atmosphärische Schwingungen auszuloten, und kommt ursprünglich aus der Organisationsentwicklung. Ich finde den Ansatz auch im medizinischen und psychotherapeutischen Kontext sehr geeignet dafür, sensibel zu machen für Möglichkeiten, Atmosphären bewusst zu gestalten und für Menschen zu nutzen. Atmosphärische Intelligenz betrachtet und reflektiert die Gestaltung der Bereiche **Ort und Räume**, **Situationen**, **Kommunikation**, um über die bewusste Gestaltung dieser Bereiche Wohlbefinden zu erzeugen, Vertrauen wachsen zu lassen und Konflikte zu entschärfen bzw. sie konstruktiver auszutragen. In unserer Klinik tun wir das durch eine freundliche, naturnahe und nachhaltige Ausstattung der Räume, über eine sehr gesunde nachhaltige Ernährung, durch einen gut durchdachten und in den Einzelelementen aufeinander abgestimmten Therapieplan, durch viele transparente Reflecting Team-Settings, liebevolle Rituale u. a. m.

Die atmosphärische Intelligenz hilft uns, uns miteinander wohlzufühlen, und versetzt uns in die Lage, das Miteinander friedlicher und wohltuender zu gestalten.

Epistemisches Vertrauen

Das epistemische Vertrauen ist ein Begriff aus der neueren Entwicklung des Mentalisierungskonzepts von Peter Fonagy (Fonagy & Allison 2014). Damit gemeint ist das basale Vertrauen in eine Person als sichere Informationsquelle. Zwei Beispiele:

1. Unser Geburtsdatum kennen wir nicht aus unserer eigenen Erfahrung, aber wir sind darüber ziemlich sicher. Personen, denen wir vertrauen, haben es uns gesagt und es stimmt mit anderen Informationen, die wir haben, überein.
2. Wir wissen nicht, wie das WLAN funktioniert, aber irgendjemand hat uns gesagt, wie man es findet und benutzt. Unterstützt von unserem kulturellen Wissen, können wir es dann für uns verwenden.

Epistemisches Vertrauen ist aus Sicht des Mentalisierungskonzepts eine Errungenschaft von frühen sicheren Beziehungserfahrungen, aber auch Beziehungserfahrungen, die eine Person in ihrer weiteren Lebensgeschichte gemacht hat. Epistemisches Vertrauen steht dabei in enger Beziehung zur Anpassung an einen sozialen Rahmen, in dem sich eine Person – begrenzt durch ihre interpersonalen Kompetenzen und beeinflusst von ihren Konflikten – permanent weiterentwickelt.

Wir versuchen in unserer Klinik epistemisches Vertrauen zum Beispiel dadurch entstehen zu lassen, dass wir unser therapeutisches Handeln sehr transparent machen. In den psychoedukativen Einheiten informieren wir im Dialog mit den Patient:innen über psychische Erkrankungen, unsere Vorstellung von ihrer Entstehung, Therapiemöglichkeiten u. v. m. Wir geben uns viel Mühe, vertrauenswürdig zu sein, und nutzen dazu auch viele Methoden der Systemischen Therapie, zum Beispiel Reflecting Team-Settings oder Arbeiten mit der Einwegscheibe (→von Schlippe & Schweitzer 2012). In regelmäßigen Teambesprechungen, Supervisionen, Intervisionen, Team- und Konzepttagen beschäftigen wir uns damit, wie wir die Patient:innen unterstützen können, ohne sie zu entmündigen, welche Regeln notwendig sind, um den Stationsalltag sinnvoll zu gestalten, was wir selbst brauchen, um gut arbeiten zu können und nicht selbst sekundär traumatisiert zu werden. Das Bemühen um das richtige Maß empfinden wir als sehr wichtig und machen auch das unseren Patient:innen transparent.

Salutogenese

Wie entsteht oder erhält sich Gesundheit? Welche Faktoren fördern Gesundheit? Wodurch bleibt ein Mensch gesund?

Diesen Fragen, die für das traditionelle medizinische Denken ungewöhnlich sind, stellte sich von den 60er-Jahren des 20. Jahrhunderts an ein Gesundheitssoziologe aus Israel, Aaron Antonovsky (Antonovsky 1997) der mit einer Gruppe anderer Forscher:innen die Anpassung von israelischen Frauen im Alter zwischen 45 und 54 Jahren an die Menopause untersuchte. Unter diesen Frauen gab es eine Gruppe, die den Holocaust in Mitteleuropa erlitten und überlebt hatte. Es erstaunte nicht, dass die Mehrheit dieser Frauen größere Probleme hatte, mit den

Veränderungen der Wechseljahre umzugehen, als nicht-traumatisierte Frauen. Was aber erstaunte, war die Tatsache, dass fast ein Drittel der Frauen, die den Holocaust erlebt hatten, keine Probleme hatte. Was zeichnete diese gegenüber den anderen aus?

Dies war der Ausgangspunkt für die Entwicklung des Konzeptes der Salutogenese, das Antonovsky in den Folgejahren entwickelte. Salutogenese (von lat. salus, die Gesundheit,und griech. genesis, die Entstehung) steht hierbei im Gegensatz zu Pathogenese (von griech. pathos, das Leiden), der Entstehung von Krankheit. Das Salutogenesekonzept beschreibt also die Kräfte, die dem Individuum helfen, Gesundheit zu entwickeln bzw. mit den Belastungen des Lebens erfolgreich umzugehen. Diesen Kräften gab Antonovsky den Namen »Sense of Coherence«, »Kohärenzgefühl«, und fand folgende Definition:

Das Kohärenzgefühl (Sense of Coherence, SOC) ist eine Grundorientierung, die das Ausmaß eines umfassenden, dauerhaften und gleichzeitig dynamischen Gefühls des Vertrauens daraus ausdrückt, dass

1. die Ereignisse im Leben strukturiert, vorhersehbar und erklärbar sind (Verstehbarkeit – Comprehensibility),
2. die Ressourcen verfügbar sind, um den aus den Ereignissen stammenden Anforderungen gerecht zu werden (Handhabbarkeit – Manageability),
3. diese Anforderungen Herausforderungen sind, die Interventionen und Engagement lohnen (Bedeutsamkeit – Meaningfulness).

Ein Mensch mit einem ausgeprägten Kohärenzgefühl ist eher in der Lage, gesund zu bleiben bzw. kann Krankheit besser und schneller überstehen. Antonovsky versteht Gesundheit nicht als die Abwesenheit von Krankheit, sondern als einen aktiv zu gestaltenden Prozess, der abhängig ist von bestimmten Bedingungen und Ressourcen. Gesundheit und Krankheit sind demnach zwei Endpunkte eines Kontinuums, zwischen denen sich unser relatives Gesundsein oder Kranksein bewegt.

Salutogenese beschreibt die aktive Anpassung an eine Welt, die voller potenzieller Stressoren ist. Menschen mit hohem Kohärenzgefühl wählen Bewältigungsstrategien (Coping-Strategien) aus, die gut geeignet sind, Stresssituationen zu überstehen. Sie verstehen solche Situationen als Herausforderung und Aufgabe (Meaningfulness) und weniger als Belastung, bewerten die Dinge, die ihnen im Leben begegnen, also auf eine ganz bestimmte Art und Weise.

Das Kohärenzgefühl entwickelt sich laut Aaron Antonovsky in den ersten zehn Lebensjahren eines Menschen und bleibt danach relativ konstant. Seiner Meinung nach ist es wenig durch spätere Lebensereignisse oder gar Psychotherapie beeinflussbar. Allerdings existieren inzwischen Studien, die zeigen, dass sich unter psychotherapeutischer Behandlung der SOC zum Teil erheblich steigern kann.

3 Der Guhl, das ganz Kleine und die tentakeligen Monster – die Fallgeschichte

3.1 Der Anfang

Anfang November 2017 erhielt ich folgende E-Mail:

> Sehr geehrte Damen und Herren, liebe Kolleginnen und Kollegen, ich trete mit einer etwas ungewöhnlichen Bitte an Sie heran: Seit vielen Jahren arbeite ich mit EMDR, besuche Kurse und Tagungen, bin in einer Intervisionsgruppe mit Kolleginnen/Kollegen und weiß mir mit einer langjährigen Patientin, die frühkindlichen sexuellen Missbrauch durch ihren Vater erlitt, keinen Rat. Nun habe ich auf einer Tagung einen Vortrag einer englischen Kollegin über Intensiv-EMDR gesehen und ich habe meine Patientin gefragt, ob sie sich auf einen solchen Therapiemodus einlassen könne. Sie hat ja gesagt, und jetzt suche ich einen Ort in Deutschland, an dem ein solches stattfinden könnte. Mein Vorschlag und auch meine Bitte an Sie: Gibt es aus Ihrem Team jemanden, der eine solche Intensivbehandlung durchführen könnte? Wenn möglich eine Frau und wenn möglich im stationären Umfeld. Vielen Dank für Ihre Gedanken dazu. Viele Grüße
> Dr. R. Franz, Psychologischer Psychotherapeut (Name geändert)

Ich kann mich noch gut an die Gefühle erinnern, die beim Lesen dieser Zeilen in mir aufstiegen: eine Mischung aus Neugier, Tatendrang und Skepsis sowie ein leichtes Überforderungsgefühl. Das Überforderungsgefühl bezog sich auf die Vorstellung des organisatorischen Aufwandes, der zu betreiben wäre, damit eine Therapeutin an meiner Klinik eine Woche lang mehrere Stunden täglich für eine Patientin zur Verfügung stehen konnte. Die Skepsis resultierte aus meinem generellen Zweifel an dem Nutzen einer so geballten Therapiedosis. Gleichzeitig reizt es mich oft, neue Dinge auszuprobieren, umso mehr, wenn sie sogenannten »schweren Fällen« zugutekommen.

Ich nahm mit dem Absender Kontakt auf und sprach mit einem sehr netten Mann, der mir von der Therapie mit seiner Patientin erzählte. Er betreue sie schon viele Jahre und sei beeindruckt, was sie alles aus ihrem Leben gemacht habe, trotz mannigfaltiger schwieriger und traumatischer Erlebnisse. Nun sei es seit einigen Jahren so, dass sie sich mehrfach medizinischen Eingriffen habe unterziehen müssen (zum Beispiel einer Zahnarztbehandlung, einer Abszessbehandlung und einer kardiologischen Untersuchung). Wenn ihr bei diesen Eingriffen jemand zu nahe komme, was unvermeidlich sei, dissoziiere sie jeweils stark. Sie gerate in Zustände, in denen sie völlig abwesend sei und aus denen sie gar nicht mehr herauskomme, sodass sie jeweils tage- bis wochenlang ihrer Arbeit nicht mehr nachgehen könne. Ihm gelinge es kaum, sie in der ambulanten Therapie wieder so weit zu stabilisieren, dass sie zur Arbeit gehen könne. Gleichzeitig sei ihre Arbeit als Psychologin ein wichtiger Lebensinhalt für sie, und er wünsche sich, dass wir in unserer Klinik in einem stabilen Rahmen ihre schlimmen Erlebnisse würden bearbeiten können.

Mein Interesse wuchs während seiner Schilderung. Insbesondere, weil ich es als extrem ungerecht empfinde, dass Menschen, die in ihrer Kindheit Gewalt ausgesetzt waren, häufig auch in ihrem späteren Leben dadurch stark beeinträchtigt sind. Ich bat mir Bedenkzeit aus, sprach mit meinen Kolleginnen und Kollegen über den Fall, telefonierte mit der Patientin, die am Telefon sehr nett und kompetent wirkte, und beschloss, es zu wagen.

Etwa ein halbes Jahr nach der ersten Mail kam Frau Schubert für fünf Tage in unsere Klinik, um mit mir an jedem einzelnen Tag für mehrere Stunden EMDR zu machen. Eine längere Therapie kam für sie nicht infrage, weil sie nicht noch länger an ihrem Arbeitsplatz fehlen wollte; außerdem war sie nicht privat krankenversichert, und ihre gesetzliche Krankenkasse hätte die Kosten für eine zehn- bis zwölfwöchige stationäre Therapie, wie sie bei komplex traumatisierten Menschen in der Regel notwendig ist, mit großer Wahrscheinlichkeit nicht oder nur zum Teil übernommen. Ich hatte mich aus verschiedenen Gründen entschieden, die Therapie selbst durchzuführen, und konnte mithilfe meiner Mitarbeiter:innen organisieren, dass mir in dieser Woche ausreichend Zeit zur Verfügung stand.

3.2 Die Therapiephase

Mai 2018

Tag 1

Wie ich es erlebt habe

Neugier und Tatendrang hatten gesiegt über Skepsis und Überforderungsgefühle. Ich hatte mir in dieser Woche viele Stunden freigeschaufelt und in den Tagen davor einen Plan entworfen, wie ich mit Frau Schubert würde arbeiten können. Ihren ambulanten Therapeuten hatte ich gebeten, mit ihr nochmals Techniken zur Stabilisierung zu üben und ihr zu sagen, dass sie Dinge, die sie unterstützen könnten, mitbringen solle. Da sie schon ausgiebig EMDR-Erfahrung hatte, plante ich, gleich am ersten Tag mit der EMDR-Behandlung zu beginnen. Zwei Stunden wollte ich zur Vorbereitung nutzen, um dann am Nachmittag des ersten Tages zu starten. Ich war sehr gespannt auf die Frau, mit der ich telefoniert hatte und die am Telefon einen sehr sympathischen und gleichzeitig ein wenig ängstlichen Eindruck gemacht hatte.

Die erste Begegnung: Ich traf sie im Empfangsbereich, eine große, attraktive, fantasievoll gekleidete Frau von Mitte 40, die mich mit offenem Blick begrüßte. Meine Mitarbeiter:innen führten sie auf ihr Zimmer, nahmen ihre Daten auf, und um 11:00 Uhr startete unsere erste Sitzung.

Frau Schubert betrat meinen Raum und überreichte mir, bevor sie sich hinsetzte, ein Geschenk – ein selbstgebackenes Brot, eingeschlagen in ein Tuch. Sie bedankte sich dafür, dass ich dieses besondere Therapiesetting möglich gemacht hatte. Wir setzten uns zusammen und ich gab meiner Freude über das nette Geschenk sowie die intensive Zeit, die uns jetzt bevorstand, Ausdruck. Für uns beide war es das erste Mal, dass wir uns einem so intensiven Therapieprozess widmeten. Ich plante in dieser Woche 27 Stunden Therapie mit ihr. Zunächst einmal weihte ich sie in die geplante Zeitstruktur ein:

Am ersten Tag wollte ich zwei Mal 100 Minuten (vier Therapieeinheiten/TE) mit ihr arbeiten, am zweiten Tag vier Mal 100 Minuten (acht TE), am Mittwoch ein Mal 100 Minuten und ein Mal 150 Minuten (insgesamt fünf TE), am Donnerstag zwei Mal 150 Minuten (sechs TE) und am letzten Tag, dem Freitag, zwei Mal 100 Minuten (vier TE). Der zweite Tag sollte also der intensivste sein, weil Frau Schubert da schon ein wenig bei uns angekommen und die Kraft und Konzentrationsfähigkeit vermutlich noch am größten sein würde. Außerdem gab ich ihr die Möglichkeit, am Morgen-Qigong der Patientengruppe und am Tagesausklang teilzunehmen, was sie beides ablehnte. Ob sie am Donnerstag im Chor unserer Klinik mitsingen wollen würde, wusste sie noch nicht.

Tab. 1: Zeitstrukturplanung

Tag			Therapie-einheiten	Dauer (min)
Montag	Vormittag	Sitzung 1	2	100
	Nachmittag	Sitzung 2	2	100
Dienstag	Vormittag	Sitzung 3 Sitzung 4	2 2	100 100
	Nachmittag	Sitzung 5 Sitzung 6	2 2	100 100
Mittwoch	Vormittag	Sitzung 7	2	100
	Nachmittag	Sitzung 8	3	150
Donnerstag	Vormittag	Sitzung 9	3	150
	Nachmittag	Sitzung 10	3	150
Freitag	Vormittag	Sitzung 11 Sitzung 12	2 2	100 100
Insgesamt		**12**	**27**	**1350**

Ich fragte sie, was ich als ihre Therapeutin aus ihrer Sicht auf keinen Fall machen sollte. Die Frage überraschte sie, sie fand aber einige wichtige Punkte: Sie bat mich, nicht unangekündigt näher an sie heranzurücken, sie nicht zu berühren, sie nicht zu fragen, ob ich sie berühren dürfe. Ich fragte, ob sie damit einverstanden sei, dass wir uns am Anfang und am Ende jeden Therapietages die Hand geben, und sie stimmte zu. Außerdem bat sie mich, dass ich sie, wenn sie in andere, dissoziative Zustände wechseln würde, ansprechen und ihr helfen solle, mit der Aufmerksamkeit wieder in die Gegenwart zu kommen.

Dann zeigte sie mir die Hilfsmittel, die sie mitgebracht hatte: ein großes schwarzes Kuscheltier namens Guhl, einen Notfallkoffer mit mehreren Gegenständen, einige Bilder.

Ich fragte nach äußeren und inneren Kraftquellen und erfuhr, dass Tiere für sie ganz wichtig sind, außerdem ihre Herkunftsfamilie, die Erinnerung an ihre Großmutter, ihre Arbeit als Psychologin und auch die Erinnerung an ihre beste Freundin, die vor einiger Zeit gestorben war. Sie hatte – wie bei unserem Telefonat verabredet – ihre Traumalandkarte mitgebracht, eine Karte mit einem Achsenkreuz, auf dessen x-Achse ihr Alter stand und auf der y-Achse der Belastungsgrad, den die Ereignisse heute noch auf sie ausüben (subjective unit of distress= SUD, wobei 0 keine Belastung und 10 die maximal vorstellbare Belastung beschreibt). Auf ihrer Traumalandkarte hatte sie 16 traumatische Situationen eingetragen, die von 1 bis 16 nummeriert waren, außerdem einige Sterne, die für gute Ereignisse standen.

Ich erklärte ihr, dass ich mich als Therapeutin als eine Art Ressourcentrüffelschwein verstehe, das ihr gern dabei hilft, weitere Ressourcen aufzuspüren.

Die 16 traumatischen Ereignisse

1. Nach ihrer Geburt war bei Frau Schubert eine Hüftluxation festgestellt worden, und sie erhielt im ersten Lebensjahr Krankengymnastik. Die Krankengymnastin, zu der ihre Mutter sie häufig fuhr, war nach Aussagen der Mutter so resolut, dass das kleine Mädchen immer ganz schrecklich schrie – so sehr, dass

die Mutter es nicht aushielt und ihr Kind mit der Krankengymnastin alleinließ. Einmal kugelte diese dabei dem Kleinkind den Arm aus, sodass die Mutter mit ihm ins Krankenhaus fahren musste. An dieses Ereignis hatte Frau Schubert keine eigene Erinnerung, kannte es aber aus Erzählungen der Mutter. Wenn sie daran dachte, fühlte sie sich maximal belastet und kreuzte die 10 auf der Skala an.

2. Zwischen dem 3. und dem 8. Lebensjahr war sie wiederholt sexuellen Übergriffen durch ihren Vater ausgesetzt. Das endete erst, als ihre Großmutter den Vater daran hinderte.
3. Ein körperlicher Übergriff durch zwei ältere Jungen im Alter von 10 Jahren.
4. Der Tod ihrer Großmutter und erneute sexuelle Übergriffe durch den Vater im Alter von 11 bis 14 Jahren.
5. Ein körperlicher Übergriff durch einen fremden Mann in der Stadt im Alter von 14 Jahren.
6. Eine Grenzüberschreitung in einer Ferienfreizeit durch einen gleichaltrigen Jungen mit 16 Jahren.
7. Ein Starkstromschlag mit Verbrennungen und nachfolgenden Herzrhythmusstörungen sowie intensivmedizinischer Betreuung im Alter von 24 Jahren.
8. Ein Suizidversuch mit 27 Jahren.
9. Ein Suizidversuch mit 30 Jahren.
10. Auffinden einer verwesenden Leiche im Alter von 33 Jahren.
11. Auffinden ihrer verstorbenen Freundin im Alter von 35 Jahren.
12. Operation einer bartholinischen Zyste in der Scheide im Alter von 36 Jahren.
13. Blinddarmentzündung und Krankenhausaufenthalt im Alter von 42 Jahren.
14. Zahnoperation im Alter von 43 Jahren.
15. Herzkatheteruntersuchung im Alter von 43 Jahren.
16. Operation wegen eines Abszesses an einer bartholinischen Drüse der Scheide im Alter von 44 Jahren.

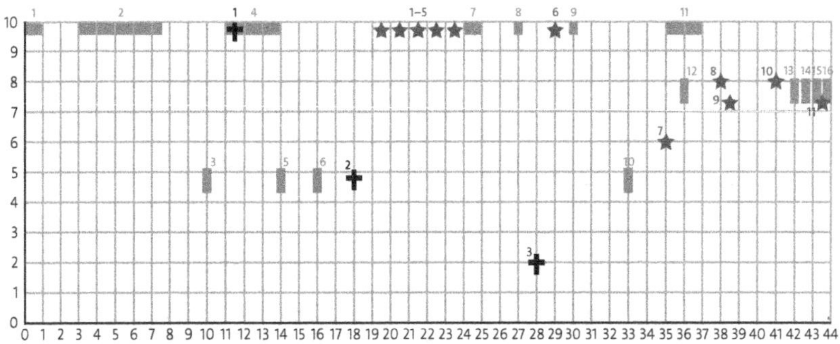

■ Traumatische Ereignisse

1 Hüftluxation nach Geburt/KG im ersten LJ/ Unverträglichkeit Spreizhose/Arm ausgekugelt

2 Übergriffe Vater

3 Übergriff durch zwei ältere Jungen

5 Übergriff durch fremden Mann in Stadt

4 Übergriffe Vater + Tod Oma beobachtet

6 Übergriff in Ferienfreizeit

7 Starkstromschlag/Herzrhythmusstörungen/ Intensivstation

8+9 Suizidversuche

10 verweste Leiche gefunden

11 tote Freundin gefunden

12–16 OPs (Gyn., Herz)

★ **Positive Ereignisse**

1–5 Auszug/Führerschrein/Studium/ Trommeln + Gitarre gelernt/Dipl.-Abschluss

6 verliebt + erster Freund

7 Ausbildung mit Kollegen

8 Heirat Schwester

9 Geburt Patenkind

10 Geburt 1. Nichte

11 Geburt 2. Nichte

✝ **Todesfälle**

1 Tod Oma (mütterlicherseits)

2 Tod Oma (väterlicherseits)

3 Tod Opa (väterlicherseits)

Abbildung 1: Traumalandkarte Frau Schubert

Uns stand nur diese eine Woche zur Verfügung, und da Frau Schubert sich von vielen der Ereignisse immer noch sehr belastet fühlte, kamen wir überein, am Nachmittag direkt mit der Bearbeitung anzufangen und von hinten nach vorne vorzugehen.

In der Mittagspause hatte ich mir eine ungefähre Vorgehensweise überlegt und besprach sie in der zweiten Sitzung mit Frau Schubert. Tatsächlich haben wir uns an diesen Plan auch in etwa gehalten.

Tab. 2: Inhaltsplanung

Tag			Inhalte
Montag	Vormittag	Sitzung 1	Vorbereitung und Ressourcen
	Nachmittag	Sitzung 2	Operation 16
Dienstag	Vormittag	Sitzung 3 Sitzung 4	Operationen 14 und 15 Operationen 13 und 12, Konfrontation mit Leichen (10 und 11)
	Nachmittag	Sitzung 5 Sitzung 6	Starkstromschlag (7), Suizidversuch (8) 2. Suizidversuch (9), Körperlicher Übergriff (3)
Mittwoch	Vormittag	Sitzung 7	Körperliche Übergriffe (5, 6), sexuelle Gewalt durch Vater im Kleinkindalter (2)
	Nachmittag	Sitzung 8	Übergriffe durch Vater (2)
Donnerstag	Vormittag	Sitzung 9	Übergriffe durch Vater (2), spätere sexuelle Gewalt durch Vater (4)
	Nachmittag	Sitzung 10	Übergriffe Vater, Tod der Oma (4), Narrativ der Hüftluxation (1)
Freitag	Vormittag	Sitzung 11 Sitzung 12	Resümee, Nachbearbeitung Abschied
Insgesamt		**12**	

Der Plan war, bei den belastenden Operationen und Eingriffen anzufangen (16 bis 12), uns dann dem Auffinden der verwesenden Leiche und der toten Freundin zuzuwenden (10 und 11), danach den Starkstromschlag und die Suizidversuche (7 bis 9), die in den darauffolgenden Jahren stattfanden, in Angriff zu nehmen und uns erst dann mit den körperlichen Übergriffen auseinanderzusetzen (6 bis 1).

Wenn ein Mensch sich mit solch belastenden Geschichten in seiner Vergangenheit beschäftigt, ist es notwendig, dass neben äußeren Ressourcen auch innere Ressourcen (= Kraftquellen) zur Verfügung stehen. Frau Schubert hatte hier schon einiges mit ihrem Therapeuten vorbereitet. So hatte sie einen inneren sicheren Ort und einen inneren Tresor in ihrer Vorstellung etabliert. Dies sind imaginative Techniken, die die meisten Traumapatienten erlernen und die gut dafür sind, Kontrolle über die inneren Gespenster zu erlangen. Der innere sichere Ort oder auch Wohlfühlort ist ein imaginativer Rückzugsort, der absolut sicher ist und an den man sich zum Ausruhen zurückziehen kann. Der innere Tresor eröffnet die Möglichkeit, belastende Erinnerungen, mit denen man sich nicht jetzt beschäftigen möchte, in einem inneren abschließbaren Schrank zu verstauen. Außerdem beherrschte Frau Schubert die Bildschirmtechnik, bei der man das, was man erlebt hat, auf einen imaginären Bildschirm bannen kann. Diesen Film kann man dann beliebig vor- und zurückspulen, vergrößern, verkleinern und auch aus dem imaginären Videorekorder herausnehmen, um ihn an einem sicheren Ort, zum Beispiel im Tresor, zu verstauen. All diese Techniken implizieren Kontrolle und sind damit gute Strategien gegen Gefühle von Hilflosigkeit und Ausgeliefertsein.

Eine Übung, die ich ihr in unserer ersten Doppelstunde noch vorstellte, war die Vier-Elemente-Übung, die in Kapitel 2 beschrieben ist.

Als letzte vorbereitende Übung stellte ich Frau Schubert den **Ressourcenbogen** vor, eine Übung, die ich nutze, um mit Menschen eine Idee davon zu bekommen, welche reichhaltigen inneren Ressourcen sie haben. Dazu bat ich sie, sich an eine schwere Phase in ihrem Leben zu erinnern, die nach einer gewissen Zeit überstanden war. Sie entschied sich für den Tod einer engen Freundin, nach dem sie viele Monate gebraucht hatte, um wieder auf die Beine zu kommen.

Die Frage bestand nun darin: »Was an Ihren inneren Fähigkeiten hat Ihnen damals geholfen?«

Nach und nach und mit einiger Unterstützung fand Frau Schubert die inneren Ressourcen: Strukturiertheit, Pragmatismus, Organisationstalent, Fokuswechsel, Klugheit, Beziehungsfähigkeit und Humor. Jede dieser Eigenschaften nahmen wir uns jetzt einzeln vor, jeweils unter der Fragestellung: »Wie stark nutzen Sie diese Ressource im Moment auf einer Skala von 0 bis 10 (10 = maximale Nutzung, 0 = minimale Nutzung), welches Bild könnte diese Ressource am besten symbolisieren?« Und als Letztes: »Wenn diese Ressource aktiv ist: Wo spüren Sie sie in Ihrem Körper?« Durch diese Übung wird neben dem lösungsorientierten Denken auch die Vorstellungsfähigkeit und die Achtsamkeit für Körperprozesse gefördert. Das fällt manchen Menschen zunächst schwer, ist aber eine gute Vorbereitung für das, was auch im EMDR-Prozess dann wichtig wird.

Für Frau Schubert fanden wir zum Beispiel folgende Bilder: Tabelle für Strukturiertheit, Kettenglieder für Pragmatismus, einen Ordner für Organisationstalent, ein Spotlight für Fokuswechsel, eine Glühbirne für Klugheit, zwei Hände für Beziehungsfähigkeit und eine Postkarte mit einem lustigen Aufdruck für Humor. So ausgestattet mit Imaginations- und Stabilisierungsübungen und einer intensiven Ressourcenarbeit ging es dann nach den ersten beiden Stunden in die Mittagspause.

Um 14:00 Uhr stand Frau Schubert wieder vor meiner Tür. Ich war nach der ersten Doppelstunde sehr zuversichtlich, dass unser Vorhaben unter einem guten Stern stand. Die ersten beiden Stunden mit ihr waren so leicht gewesen. Sie war schnell in ihrer Auffassungsgabe und so gut vorbereitet, dass ich sehr wenige Befürchtungen hatte. Die Anzahl und Heftigkeit der traumatischen Erlebnisse hatten mich beeindruckt, sodass es mir am Vormittag noch einmal wichtig gewesen war, ihr zu sagen, dass sie keine Angst zu haben brauche, ich könne mich überfordert fühlen. Viele Patient:innen, die so Schlimmes erlebt haben, haben die Befürchtung ihre:n Therapeut:in zu sehr zu belasten. Da ich nach über 20 Jahren Psychotherapie einigermaßen erfahren bin, weiß ich, dass ich mich gut genug abgrenzen kann und bisher auch immer gut aushalten konnte, was mir die Patient:innen mitbringen.

Als Frau Schubert also aus der Pause kam, fingen wir sofort an. Wir begannen mit dem Ereignis Nummer 16. Da sie mit dem Sehen Probleme hat, stiegen wir nach dem Ausprobieren von Augenbewegungen auf Buzzer um – ich setzte mich etwas weiter von ihr weg und gab ihr die beiden Buzzer in die Hände.

Etwa ein halbes Jahr vor unserem Treffen musste Frau Schubert sich wegen eines Abszesses an einer Bartholinischen Drüse der Scheide stationär einer Operation unterziehen. Diesen Abszess hatte sie lange zu ignorieren versucht, da eine gynäkologische Untersuchung ihr unangenehm war. Der Abszess war allerdings nach innen gewachsen und inzwischen so groß, dass sie kaum mehr sitzen konnte und eine komplizierte OP notwendig wurde. Ihr Gynäkologe, zu dem sie schließlich in letzter Sekunde gegangen war, hatte sie sofort weiter ins Krankenhaus weitergeschickt.

Wir suchten bei diesem Ereignis die zwei schwierigsten Punkte

(Point of Disturbance/POD): POD 1 war am ersten Tag, als sie ins Krankenhaus kam und ein Arzt, der kaum Deutsch sprach, sie aufnahm und untersuchte. Da er den äußerst schmerzhaften Abszess von außen nicht sehen konnte und sie sich ihm aufgrund seiner mangelnden Sprachkenntnisse nicht verständlich machen konnte, es aber auch niemanden gab, der oder die hätte übersetzen können, tat er ihr unbeabsichtigt sehr weh.

Die zweite Situation (POD 2) ereignete sich am eigentlichen OP-Tag. Vor der OP bekam sie ohne ihr Wissen ein Medikament, auf das sie gewöhnlich stark mit Blutdruckabfall reagiert. Sie hatte dies auch vorher angegeben, dennoch hatte man ihr das Medikament verabreicht, wie sie später erfuhr. Es kam zu einem starken Blutdruckabfall und die Operateure mussten über eine Stunde warten, bis ihr Blutdruck wieder gestiegen war, was im Operationssaal zu großer Unruhe führte. Obwohl Frau Schubert an diesem Ereignis überhaupt keine Schuld hatte, hatte sie das Gefühl, dass man sich ihr gegenüber sehr unfreundlich und ungeduldig benahm. Der Chirurg in seiner OP-Kleidung, der warten musste, fluchte und schimpfte, sodass sie stark unter Stress kam und dann dissoziierte.

Wir behandeln zunächst die erste schwierige Situation: Der Arzt mit mangelnden Deutschkenntnissen versteht Frau Schubert nicht.

Bild: Sie liegt auf dem gynäkologischen Stuhl mit gespreizten Beinen.
Negativer Gedanke: Ich bin ausgeliefert.
Positiver Gedanke: Ich habe es überstanden.
Emotionen: Angst
Körpergefühle: Übelkeit, Bauchschmerzen
Belastungsgefühl (0–10): 4
Stimmigkeit des positiven Gedankens (1–7): 3

Frau Schubert reagiert zunächst stark körperlich mit Übelkeit und Bauchschmerzen. Ich unterstütze sie sehr stark durch Einweben, indem ich ihr vorschlage, hilfreiche Gestalten dazuzunehmen. Sie entscheidet sich für ihre Freundin. Nach und nach nehmen Übelkeit und Schmerzen ab. Sie nimmt mehr von dem Raum wahr und Angst entsteht. Die

Belastung sinkt zunächst auf 3. Wir bauen noch mehr Ressourcen ein, zum Beispiel 3-D-Bilder von Meerschweinchen und anderen Tieren. Ich webe ein, dass sie dem Assistenzarzt einen Babelfisch (aus *Per Anhalter durch die Galaxis* von Douglas Adams) geben kann, sodass er ihre Sprache spricht. Sie kann sich das gut vorstellen, wird ruhiger. Schließlich kommt der Satz: »Ich bin froh, dass es vorbei ist.« Die Belastung ist inzwischen auf 2 gesunken. Dann stellt sie noch in der Vorstellung den gynäkologischen Stuhl so um, dass sie die Tür sieht, und die Belastung sinkt auf 0. Der positive Gedanke fühlt sich viel stimmiger an (6–7).

Die zweite Situation: Der Chirurg und seine Assistenten müssen warten, bis Frau Schubert wieder stabilisiert ist. Er ist aggressiv und schreit.

Bild: Sie sitzt auf dem OP-Tisch, vor ihr der aggressive Chirurg.
Negativer Gedanke: Ich bin in großer Gefahr.
Positiver Gedanke: Ich habe es überstanden und die waren selber schuld.
Emotionen: Angst, Panik
Körpergefühle: Kloßgefühl im Hals
Belastungsgefühl (0–10): 7
Stimmigkeit des positiven Gedankens (1–7): 2

Wir arbeiten mit Buzzern. Frau Schubert kommt in starke Unruhe und ich webe oft ein: »Es ist vorbei«. Nach dem ersten Set erzählt sie mir, dass sie gerade fast in einen dissoziativen Zustand geraten sei (wie es damals auch in Wirklichkeit der Fall war), dass sie es aber geschafft habe, in der Gegenwart zu bleiben. Im Folgenden baut sie viele hilfreiche Gestalten ein, zum Beispiel ihre Freundin Paula und auch ihr Meerschweinchen. Es plustert sich vor dem Chirurgen auf, und als wir schließlich noch einen Schrumpfzauber nutzen, sinkt die Belastung bis auf 0, die Stimmigkeit des positiven Gedankens steigt auf 7.

Ich führe Phase 5 und Phase 6 durch. In Phase 7 frage ich Frau Schubert, wie sie den Prozess erlebt hat, und sie gibt mir die Rückmeldung, dass es sehr gut war, dass ich sehr nah an ihr dran war im Sinne des Dialoges, was ihr viel Sicherheit gab. Ich erkläre ihr den Prozess noch einmal aus meiner Sicht, was ihr, wie sie sagt, sehr hilft, noch einmal besser zu verstehen, was da eigentlich passiert ist. Sie ist sehr müde und erschöpft und ich gebe ihr noch einige Anweisungen für die nächsten Stunden (ausruhen, sich was Gutes tun, spazieren gehen, aufschreiben, wenn Nachprozessieren auftritt).

Wie Frau Schubert es erlebt hat

Wie soll ich das jetzt sortieren? Komischerweise spüre ich das Monster gar nicht. Frau Altmeyer ist meiner Frauenärztin sehr ähnlich – und ich habe für meine Verhältnisse relativ wenig Angst vor ihr. Das macht es mir einfacher. Ich bin sooo müde gerade!

In der ersten EMDR-Sitzung ging es um die Gyn-OP 2017. Von »Ich fühle mich ausgeliefert« zu »Ich hab's überlebt – es ist vorbei.« Unfassbar, wie sich durch Paula, die schwebenden Meerscheinchen, einen Babelfisch, das Umstellen des Gynäkologenstuhls und die Transformation dieses Arztes die Übelkeit, die krassen Schmerzen und das Ausgeliefertsein in eine halbwegs sichere Situation verwandelt haben. Zuerst war ich total geschockt: Wie kann Frau Altmeyer einfach so nach dem Schwersten und Schwierigsten in der Situation fragen!!! Das Kleine war auf einmal ganz stark da – zusammen mit heftigen Unterleibsschmerzen. Wahrscheinlich habe ich geguckt wie ein waidwundes Reh! Wie kann ich das einem Menschen, der zugegebenermaßen sympathisch, aber doch noch so fremd ist, erzählen? Aufkommende Panik – zum Glück hat sie sehr konkret gefragt –, und ich hatte in dem Moment das Gefühl, dass sie keine Angst hat vor dem, was von mir kommt. Auch wenn ich gedacht habe, ich kipp vom Stuhl. Zum Glück war das Kleine nur kurz so heftig da. Total gut war, dass sie sich weiter von mir weggesetzt hat – ich brauche einen Fluchtweg! Das war mir vorher alles zu dicht und zu eng. War zum Glück für sie kein Problem. Ist auch gut, sie direkt angucken zu können, da fühle ich mich eher gehalten. Das Nachfragen und die Präsenz, aber auch diese Hartnäckigkeit helfen mir, in die Realität zurückzukommen. Gibt mir Hoffnung für die nächsten Tage. Oh, hallo Monster – war ja klar, dass du noch aufwachst. Bekomme gerade Suchtdruck – zu spät zum Gitarre spielen – ich geh mal duschen. Känguru-Chronik *gelesen – abgelenkt –, kann weitergehen:*

Zweite Situation: Die OP verzögert sich, Wut des Chirurgen. Von »Ich bin in großer Gefahr« zu »Wir haben überlebt«. Dank Paula, die wieder da ist. Es tut gut, sich an ihre Hände zu erinnern, an ihren Geruch – die Erinnerung an ihre Ruhe tut mir gut. Das Meerschweinchen, das riesig wird, und der Chirurg, der hinter ihm verschwindet und kleiner wird und unbedeutender – und schrumpft –, immer weiter weggeht, bis ich halbwegs sicher bin. Ich hatte das Bedürfnis aufzuspringen, zu schreien und wegzulaufen – das »Stopp« war wichtig – da kam dann diese beginnende Starre, erst ein taubes Gefühl im Mund und dann weg. – Diesmal nicht. Ich weiß, du gehörst auch zu mir, aber heute brauche ich dich nicht. Ich schütze uns alle – siehst du –, ich habe mächtige Helfer und natürlich stirbt hier keiner! *Ich bin ja da, auch für das ganz Kleine und alle anderen. Natürlich habe ich Angst – aber schützen kann ich uns trotzdem. Und Frau Altmeyer ist ja auch noch da. Ich finde diese Situation jetzt schon ziemlich komplex. Ja, verdammt, kein Wunder, dass du nach Essen und Alkohol schreist, mein Monster – ich will auch Vereinfachung! Erstaunlicherweise wurde das besser, als Frau Altmeyer die Sitzung zusammengefasst hat. Das war wie so ein Nachsortieren und Tentakel entwirren … So, ich bin platt für heute. Am besten leg ich den ganzen Kram ins Kreuz in die Gemeinde und schließe den Saal ab.*

Tag 2

Habe immerhin von 22:00 Uhr bis 3:00 Uhr und von 5:00 Uhr bis 6:00 Uhr geschlafen. Ziemliches Chaos in meinem Kopf und Angst vor heute – ansonsten erstaunlich okay und innerlich ruhig. Paula fehlt mir, habe von ihr geträumt.

Frau Schubert erscheint pünktlich um 9:00 Uhr. Sie habe gestern viel an unsere Sitzung gedacht, es sei allerdings nicht mehr gefühlsintensiv gewesen. Sie habe viel an ihre verstorbene Freundin Paula und die Trauer denken müssen, belastend fühle es sich nicht mehr an. Sie möchte es dabei belassen und mit den nächsten Ereignissen weitermachen. Ich erzähle ihr zunächst noch eine Geschichte, die ich vielen Patient:innen, die mit ihrem Selbstwert Probleme haben, erzähle und die ich meiner Kollegin Ayşe Bombacı verdanke:

»Als Sie damals vor über 40 Jahren gezeugt wurden, da haben sich eine Eizelle Ihrer Mutter und eine Samenzelle Ihres Vaters vereinigt und der kleine Stern Therese ist entstanden. Er ist die Eileiter ihrer Mutter entlanggewandert und ist dabei immer größer geworden. Als er in der Gebärmutter Ihrer Mutter ankam, war es Zeit, sich ein Haus zu bauen. Der kleine Stern Therese hat einige Signale gegeben und damit den Bau des Mutterkuchens, der Plazenta, in Gang gesetzt – Sie haben also selbst für den Bau Ihres ersten Zuhauses gesorgt! Die Plazenta bot dem kleinen Stern Therese Schutz und Nahrung, und so wuchs er zu einem gesunden Fötus heran, der sich so richtig wohl fühlte. Als die Zeit gekommen war und das kleine Mädchen, das es inzwischen schon war, merkte, dass es in die Welt wollte, sendete es Signale an die Mutter und die Geburt begann. Die kleinen Menschen bestimmen nämlich selbst, wann sie geboren werden wollen.«

Wir starten mit Ereignis 15: Im Juli/August 2017 hatte Frau Schubert eine Herzkatheteruntersuchung. Im Zusammenhang damit gibt es zwei belastende Ereignisse. Sie sei am Vorabend wegen Doppelschlägen des Herzens beim Hausarzt gewesen. Der habe sie zum Kardiologen geschickt und der wiederum zur Myokardszintigrafie. Frau Schubert wurde ins Gerät gelegt, neben ihr stand eine Helferin. Aber als die Untersuchung durchgeführt wurde, war irgendwie keiner richtig für sie ansprechbar und sie fühlte sich missachtet. Vorher habe sie Tavor genommen, vielleicht habe es daran gelegen. Die zweite unangenehme Situation war, als sie während der Szintigrafie in eine Folie gewickelt war und sich nicht rühren konnte.

Wir behandeln zunächst die erste Situation:

Bild: Sie legt sich hin, die Helferin steht neben ihr.
Negativer Gedanke: Ich habe keine Kontrolle.
Positiver Gedanke: Ich kann in Zukunft dafür sorgen, dass ich besser Bescheid weiß (ändert sich am Ende in: Auch wenn ich aufgeregt bin, kann ich für mich sorgen.)
Emotionen: Panik
Körpergefühl: Übelkeit

Belastungsgefühl (0–10): 5
Stimmigkeit des positiven Gedankens (1–7): 3

Ich prozessiere wieder mit dem Buzzer. Frau Schubert reagiert zunächst mit starker Übelkeit und Kloß im Hals, was nach den Sets 2 und 3 weniger wird. Nach dem vierten Set kommt der Satz: »Das Gefühl, was ich im Herz hatte, war nicht schön.« Ich webe ein, dass sie sich vorstellen soll, das Herz liege in einer Badewanne voll Sauerstoff. Sie berichtet, dass diese Vorstellung sie beruhige und dass sie einen See voller Sauerstoff sehe. Nach zwei weiteren Sets atmet sie viel ruhiger. Die Belastung ist auf 2 gesunken. Nach zwei weiteren Sets wird die Anspannung immer weniger, ist zuletzt bei 0. Die Stimmigkeit des positiven Gedankens steigt auf 7.

Die zweite Situation: Vor der Herzuntersuchung hatte Frau Schubert darum gebeten, sie nicht zu fixieren und man habe ihr das zugesichert. Sie wurde dann allerdings in eine Folie eingewickelt und konnte sich nicht rühren, sodass sie sich fixiert vorkam. Drei Männer standen neben ihr.

Bild: Auf der OP-Liege liegend, auf dem Rücken, Folie um sich, Geräte und drei Männer neben sich.
Negativer Gedanke: Ich bin ausgeliefert.
Positiver Gedanke: Ich habe mich dafür entschieden und es war eine gute Entscheidung.
Emotionen: Ekel, Ohnmacht
Körpergefühl: Übelkeit
Belastungsgefühl (0–10): 6
Stimmigkeit des positiven Gedankens (1–7): 4

Wir arbeiten mit dem Buzzer. Frau Schubert wird speiübel. Sie prozessiert viel mit dem Körper, ich webe sehr viel ein. Nach drei Sets kommt von ihr die Idee, dass sie ihre Lieblingsdecke in die Folie wickeln könnte, sodass diese sie schützt; außerdem nimmt sie in der Vorstellung hilfreiche Gegenstände zu sich. Nach einem weiteren Set wird sie ruhiger. Die Belastung sinkt auf 2–3, dann baut Frau Schubert mehr Ressourcen ein, und nach einem weiteren Set sinkt die Belastung auf 1, die Stimmigkeit des positiven Gedankens steigt auf 7.

Wir haben heute angefangen mit der Myokardszintigrafie. Ich erschrecke mich kurz über den Input von Frau Altmeyer, das beunruhigte Herz in eine Badewanne voller Sauerstoff zu stecken – Badewannen wecken in mir krasse Assoziationen –, aber fast sofort fällt mir ein klarer Bergsee ein, natürlich voller Sauerstoff, der ganz geschützt und friedlich in einem Wald liegt. Irgendwo in dem Wald arbeiten Leute mit Sägen und Ähnlichem, aber die sind weit weg. Ich stelle mir vor, mein irritiertes Herz vorsichtig in diesen wunderschönen See zu legen und werde direkt ruhiger. Der Guhl sitzt auf dem Steg neben mir und beobachtet, wie mein Herz sich erholt. »Auch wenn ich aufgeregt bin, kann ich mich schützen.« – Das stimmt.

Dieses Bild mit dem kleinen Stern Therese – die in der Lage ist, die Plazenta wachsen zu lassen und sich zu nähren und zu wachsen – ist wunderschön und steht diesem Gefühl, hilflos und machtlos zu sein diametral gegenüber. Ich meine, was kann noch winziger und verletzlicher sein als so eine Eizelle – genial! Vielen Dank für das Bild – es gibt mir Halt und lenkt mich gedanklich von diesem Ohnmachtsgefühl weg. Und vermutlich erinnert mich der Guhl jetzt immer an eine haarige Plazenta.

Bei der Katheteruntersuchung mit dieser fürchterlichen Folie und den drei Männern, die über mir stehen und diese Sonde in meine Leiste reinschieben, waren die Gefühle echt heftig. Diese Folie hat mich wie verrückt getriggert und dieses Sich-nicht-bewegen-Können hat mich in Panik versetzt. Obwohl die Männer freundlich, sachlich und nicht aggressiv waren (anders als der Chirurg), fühlte es sich doch ganz ähnlich an. Es war gut, immer wieder die Augen öffnen zu können, die Realität zu sehen, Frau Altmeyer anzuschauen und zu sehen, dass sie keine Angst hatte. Sie lächelte mich an und stellte so eine Art Normalität für mich her, die sich gut anfühlte bei dem ganzen Chaos in mir. Sie meinte, es sei gut, dass ich mich bei der Untersuchung gegen eine Vollnarkose entschieden habe. Ein neuer Gedanke für mich – erst da merke ich, dass ich bis dahin gedacht habe, dass es ein Fehler war, dem Vorschlag von Frau Dr. L. mit der Vollnarkose nicht zu folgen. Da war wohl auch noch so ein Gedanke mit dabei: »Tja, selbst schuld, Resi, das hast du nun davon, jetzt musst du wieder dieses Gefühl des Ausgeliefertseins aushalten.« Ich denke sofort, dass Frau Altmeyer recht hat, dass meine Entscheidung gegen die Vollnarkose doch gut war und die Untersuchung wichtig war: Ich war so beruhigt danach, dass ich keine koronare Herzkrankheit habe, und ich habe es bei der Untersuchung sogar life mitbekommen und gehört, wie diese Sonde alle Gefäße durchleuchtet hat und was die Ärzte gesagt haben. Das wäre bei einer Vollnarkose, die auch gar nicht so ungefährlich ist, ja nicht so gewesen. Also stimmt der Satz.

Wir machen nach einer kleinen Pause weiter mit dem Ereignis 14, einer Zahn-OP im Januar 2017: Frau Schubert hatte sonntags Zahnschmerzen, ging zu einem fremden Zahnarzt, der ganz nett zu ihr war, ihr Spritzen und Antibiotika gab und ihr sagte, das müsse auf jeden Fall in der Klinik operiert werden. Sie ging einen Tag später zu ihrem eigenen Zahnarzt und überredete ihn aus Angst davor, in eine Klinik zu müssen, den Eingriff ambulant durchzuführen. Diese OP dauerte sehr lange, anderthalb Stunden, und war sehr unangenehm. Sie dissoziierte und litt darunter, dass keiner sich danach um sie kümmerte.

Bild: Sie sitzt auf dem Stuhl über Kopf, zwei Leute liegen über ihr.
Negativer Gedanke: Ich bin gefangen.
Positiver Gedanke: Ich bin in guten Händen.
Emotionen: Angst, Panik
Körpergefühl: Druck in Hals, Mund und Bauch
Belastungsgefühl (0–10): 8
Stimmigkeit des positiven Gedankens (1–7): 3

Wir besprechen noch, dass der Zahnarzt und seine Helferinnen sehr gestresst waren, weil die OP so schwierig war und der Zahn in acht Teile zerlegt werden musste, damit er gezogen werden konnte, und dass das so anstrengend und stressig war, dass Arzt und Helferinnen darüber vergaßen, Frau Schubert ausreichend zu trösten.

Der Durcharbeitungsprozess wird dann sehr stark körperlich. Es kommt sehr viel altes Material hoch. Frau Schubert entschließt sich auf Nachfragen, das jetzt nicht zu behandeln, sondern bannt es auf einen Videofilm, den sie zweifach in Tresoren verstaut. Dann machen wir weiter. Sie empfindet die Nähe als sehr belastend. Ich webe ein, dass sie für Trost und Schutz sorgt. Sie wird nach zwei weiteren Sets ruhiger, dann sinkt die Belastung auf 1–2. Sie fühlt sich eindeutig viel besser. Imaginiert dazu noch einen Schutzhund und einen Schutzzauber, wie bei Harry Potter gegen die Dementoren, und die Belastung sinkt nach einem weiteren Set auf 0. Die Stimmigkeit des positiven Gedankens ist bei 6.

Bei der Zahn-Operation stelle ich mir Bella, unseren Hund, vor, wie sie bei einem Pfiff und einem gedachten »Expecto patronus!« angedüst kommt mit wehendem Fell und raushängender Zunge – wie sie immer größer wird, die Zahnärzte immer kleiner, dass es gar nicht mehr schlimm ist, dass sie halb auf mir liegen und mir wehtun, denn Bella ist dazwischen, sie ist weich, fellig, leckt mein Gesicht ab, und sie stinkt natürlich wie immer nach nassem Hund, unendlich viel besser als dieser ätzende Geruch von diesem Ding, das den Zahn zerteilt. Das Gefühl zu ersticken, keine Luft mehr zu bekommen, ist heftig, auch körperlich. Frau Altmeyer sagt in dem Moment: »Sie sind in guten Händen.« Und ich verstehe, dass das stimmt – und bekomme tatsächlich besser Luft, indem ich mir vorstelle, dass diese Zahnärzte keine Dementoren, sondern winziger werdende arbeitende Menschen sind. Bella hat sich inzwischen hingelegt und macht das, was sie am besten kann: hüten. Mich hüten und sich natürlich kraulen lassen. »Ich bin in guten Händen – die OP ist gelungen.« Vielleicht sollte ich mich mal bei meinem Zahnarzt bedanken – er hat bei dieser OP vermutlich seinen letzten Nerv gelassen. Das hat Frau Altmeyer, finde ich, echt gut ausgedrückt: Eigentlich ist mein Zahnarzt nämlich richtig empathisch, nur war er da wahrscheinlich ganz schön im Stress.

Da alles so gut und glatt lief, machten wir nach einer kleinen Pause schon am Vormittag mit der nächsten Situation weiter: 13. Zum Jahreswechsel 2016/2017 wurde eine Appendicitis epiploica bei Frau Schubert diagnostiziert. Das heißt, dass das Gewebe um den Blinddarm sich entzündet hatte. Sie wurde von ihrem Hausarzt ins Krankenhaus geschickt, wurde dort vielfach untersucht und verweigerte die OP, die geplant war, schließlich (eine minimalinvasive endoskopische OP).

Bild: Untersuchung durch den Oberarzt in der Aufnahme, den sie am Vortag als sehr unangenehm kennengelernt hatte.
Negativer Gedanke: Ich bin unfähig, mich zu wehren.
Positiver Gedanke: Ich war später fähig, mich zu wehren.
Emotionen: Angst
Körpergefühl: Bauchschmerzen
Belastungsgefühl (0–10): 6–7
Stimmigkeit des positiven Gedankens (1–7): 3

Wir arbeiten wieder mit dem Buzzer. Frau Schubert stöhnt, windet sich, erzählt dann nach dem ersten Set, dass sie an ihren inneren sicheren Ort gegangen ist und es sich von Weitem angeschaut hat. Ich kommentiere positiv, dass sie eigenständig die Bildschirmtechnik angewandt hat.

Sie schaut es sich dann weiter aus der Entfernung an, und nach drei weiteren Sets fühlt sich die Erinnerung daran viel weniger belastend an.

Die Belastung sinkt auf 1, der Stimmigkeit des positiven Gedankens steigt auf 5–6, dann auf 6. Sie spürt es im Rücken.

Ich habe panische Angst, wenn jemand meinen Bauch berühren möchte. Das Kleine schreit, ich habe sofort Unterleibsschmerzen. Ich habe Angst vor diesem Arzt, ich halte es nicht aus. Trotz Vollkrise habe ich verstanden, dass ich selbst bestimmt habe, wer mich operiert und wer mich anfasst. Es ist zunächst mal egal, ob ich aus Angst so entschieden habe. Fühlt sich ganz gut an. Ich finde es gut, dass Frau Altmeyer mir hilft, passende Sätze zu finden – die Situation in meinem Inneren ist so aufwühlend, dass ich mir heute oft vorgekommen bin, als hätte mein Gehirn in Bezug auf Dinge wie Rechnen, Formulieren usw. auf Stand-by geschaltet – es scheint seine angeblich großen Kapazitäten auf Wesentliches fokussiert zu haben, und ich fühle mich, als bekäme ich keinen geraden Satz mehr heraus.

Als Nächstes wenden wir uns der Situation 12 zu – der Operation eines Abszesses in Vollnarkose. Frau Schubert berichtet: Es sei kurz nach dem Tod ihrer Freundin Paula gewesen (Situation 11), da sei sie innerlich »vollkommen durch den Wind« gewesen. Sie habe gemerkt, dass im

Vaginalbereich etwas nicht stimmte, zögerte aber sehr lange hinaus, einen Gynäkologen aufzusuchen. Erst als sie nicht mehr sitzen konnte, ging sie zum Arzt und es wurde ein Abszess, der kurz vor dem Zerplatzen stand, festgestellt. Sie sei in dieser Zeit völlig dissoziiert gewesen, was aber wahrscheinlich mehr mit dem Tod der Freundin zu tun gehabt habe. Die Situation im Krankenhaus sei eigentlich gut gewesen, allerdings sei es die erste Vollnarkose ihres Lebens gewesen. Als Frau Schubert versucht, ein Bild dafür zu finden, ist kein richtiges Bild da, und es wird deutlich, dass der Belastungsgrad der Situation höchstens bei 4 liegt. Wir beschließen daraufhin, mit der Situation 10 weiterzumachen.

Diese Situation habe sich in einer schwierigen Zeit an ihrer Arbeitsstelle ereignet: Sie seien viele Leute gewesen und die Kollegen hätten ständig gewechselt. Mit einer neuen Kollegin habe sie sich angefreundet. Zusammen mit ihr sei sie verantwortlich gewesen für einen 70-jährigen psychisch kranken Mann, der mit einem Jüngeren im betreuten Wohnen lebte. Als er auf Klingeln nicht reagierte, wurde dem nicht nachgegangen, da er ja den Mitbewohner hatte. Erst drei Wochen später wurde klar, dass der Mitbewohner dort gar nicht mehr wohnte, und Frau Schubert drängte darauf, die Wohnung zu öffnen: Sie fanden die schon verwesende Leiche des alten Mannes. Ihre befreundete Kollegin, die dies zu verantworten hatte, sei zusammengebrochen, habe die Stelle gekündigt und sei weggezogen.

Wir unterhalten uns darüber, was mit verwesenden Körpern passiert und dass die Verwesung ein ganz natürlicher Prozess ist. Der üble Geruch besteht nur eine gewisse Zeit, dann zerfallen die Körper und es entsteht fruchtbare Erde daraus.

Bild: Beim Öffnen der Tür schlimmer Geruch.
Negativer Gedanke: Ich bin schuld.
Positiver Gedanke: Ich habe daraus gelernt.
Emotionen: Trauer, Vorwürfe
Körpergefühl: Druck im Herzen und Rücken
Belastungsgefühl (0–10): 4
Stimmigkeit des positiven Gedankens (1–7): 4–5

Nach wenigen Sets mit Buzzern verschwindet die Anspannung. Es tritt keine Übelkeit auf, wie Frau Schubert vorher vermutet hat, sondern eine Verstärkung des Tinnitus. Das normalisiert sich nach zwei weiteren Sets und die Belastung geht auf 0, die Stimmigkeit des positiven Gedankens auf 7. Da es so gut funktioniert hat, wenden wir uns ohne große Pause der nächsten Situation zu: dem Tod von Frau Schuberts bester Freundin Paula, die 14 Jahre älter war als sie. Paula hatte selbst eine psychische Erkrankung und zwei Kinder, die nicht bei ihr aufwuchsen, außerdem Diabetes. Sie war starke Raucherin und hatte sich deswegen einer Zehenamputation unterziehen müssen. Insgesamt war sie körperlich sehr krank. Sie seien zehn Jahre eng befreundet gewesen. Paula habe ehrenamtlich ein Café für psychisch kranke Menschen aufgebaut, und in diesem Café lernte Frau Schubert sie kennen. Sie verbrachte von da an viel Zeit mit ihr und sah sie regelmäßig. An einem Freitag rief sie sie wie gewohnt an, keiner nahm ab, und am Samstag sei sie hingefahren. Auch da habe keiner aufgemacht und der Pflegedienst sagte ihr, dass die Freundin seit zwei Tagen nicht aufmache. Frau Schubert besorgte mit großem Aufwand einen Schlüssel und fand die Freundin quer über ihrem Bett liegend vor. Offenbar war sie seit drei Tagen tot.

Bild: Wie sie durch die Tür geht und die Freundin sieht.
Negativer Gedanke: Ich bin nicht liebenswert.
Positiver Gedanke: Ich trage sie in meinem Herzen.
Emotionen: Ohnmacht, Abgespaltensein
Körpergefühl: Bauchschmerzen
Belastungsgefühl (0–10): 8
Stimmigkeit des positiven Gedankens (1–7): 5

Nach wenigen Sets entstehen starke Trauer und Müdigkeit, Stöhnen und Weinen, nach etwa fünf Sets lacht Frau Schubert. »Ich habe so viele Erinnerungen.« Darauf verankern wir mit zehn langsamen Vibrationen die schönste Erinnerung. Danach lasse ich sie mit mittelschneller Geschwindigkeit pendeln zwischen der schönsten und der Ausgangserinnerung. Es kommt zu einer Verstärkung der schönen Bilder und die Belastung sinkt insgesamt auf 2. Tiefer möchte Frau Schubert nicht:

Das sei ihre Trauer. Wir schließen den Vormittag ab mit zwei Minuten Wohlfühlort.

Tote werden zu guter, brauchbarer Erde, die Verwesung ist nur ein Zwischenzustand. Den Geruch werde ich aber nie vergessen. Ich habe daraus gelernt.

Es tut sehr weh, hinzuspüren, dass Paula tot ist. Ich bin verzweifelt und traurig und sie fehlt mir sehr. Und es stimmt, was Frau Altmeyer gesagt hat: Nicht jeder hat das Privileg, so eine gute, nahe und echte Freundschaft zu erleben, in der ich bedingungslos geliebt wurde, in der ich Nähe zulassen und geben konnte und die so reich an wunderbaren Erinnerungen ist. Ich muss gerade an die Szene mit dem Katastrophenkuchen denken: sah top aus, bis man die Fassung abnahm, dann zerfiel er zu einem undefinierbaren Matsch, schmeckte aber super! Die ganze Nacht haben wir darüber philosophiert, was das für ein starkes Bild für unser beider Leben ist. Paula war einmalig.

»Ich trage dich in meinem Herzen – du wirst immer bei mir sein.«

Es tut mir gut, von Frau Altmeyer zu hören, dass ich sie zwar mit meiner Geschichte berühre, sie auch mitfühlt – das spüre ich auch –, es sie aber nicht umhaut oder überschwemmt. Ich selber weine nur sehr selten viel – wenn, dann sind meine Tränen lange nicht zu stoppen. So war es nach Paulas Tod: Ich habe nur noch geweint. Wenn ich den Eindruck habe, dass mein Gegenüber eventuell von mir mitgerissen werden könnte, halte ich mich sehr zurück. Ich merke immer mehr, dass dieser Rahmen und die Beziehung zu Frau Altmeyer sicherer werden.

Am Nachmittag erzählt Frau Schubert, die Pause habe ihr gutgetan und sie habe ausnahmsweise sogar zehn Minuten geschlafen. Sie möchte keine Vier-Elemente-Übung machen, das sei nicht notwendig.

Wir machen weiter mit der Situation 7.

Mit 24 Jahren hat Frau Schubert nach ihrem Studium in einer sozialen Einrichtung gearbeitet. An ihrem Arbeitsplatz sei gerade eine neue Küche installiert worden und sie sei die Erste gewesen, die in dieser Küche kochte. Sie sei mit einem Löffel an die Dunstabzugshaube gekommen. Es habe sich ein Stromkreis geschlossen und sie sei durch die ganze Küche geflogen. Später stellte sich heraus, dass die Anschlüsse von Herd und Dunstabzugshaube verwechselt worden waren. Bis auf verbrannte Hände und ein komisches Gefühl im Herzbereich hatte Frau Schubert keine körperlichen Symptome, fühlte sich allerdings völlig verwirrt. Sie sei später sicherheitshalber doch in eine Klinik gefahren. Dort sei ein EKG gemacht worden und sie sei sofort auf die Intensivstation gebracht worden, wo sie zwei Tage lang überwacht wurde. Auch eine neurologische Untersuchung sei durchgeführt worden, die unauffällig war. Sie sei innerlich völlig außer Rand und Band gewesen, habe nicht mehr schlafen können und sei nicht mehr klargekommen. Zu diesem Ereignis identifizieren wir zwei Problempunkte, die sie belasten: zunächst der Stromschlag an sich.

Bild: Als sie in der Küche lag und ihr Kollege sagte: »Was ist das denn für ein Scheiß mit dem Strom?«
Negativer Gedanke: Ich bin nicht da.
Positiver Gedanke: Es ist gutgegangen (Schwein gehabt!).
Emotionen: Angst, Panik
Körpergefühl: Druck in Brustkorb und Hals
Belastungsgefühl (0–10): 7
Stimmigkeit des positiven Gedankens (1–7): 4

Ich stimuliere mit dem Buzzer. Frau Schubert prozessiert sehr stark körperlich. Ich webe viel ein, zum Beispiel »Herz noch jung«, »viel Sport«, »jung und stark«. Nach einigen Sets geht sie automatisch zu dem zweiten Belastungspunkt. Ich bitte sie, zurück zur Ausgangssituation zu gehen. Sie beschreibt, dass etwas reingerutscht ist, was nicht dort hingehöre. Nach dem nächsten Set sagt sie, es sei etwas »Kleines« reingerutscht, das rot sei und dann auch unterschiedliche Farben habe. Es ist das erste Mal, dass ich von dem »Kleinen« höre. Es sei etwas, was zu ihr gehöre, zu ihrer Persönlichkeit. Ich webe mehreres ein, zum Beispiel, ob man das Ganze »Horkrux« nennen kann (ein Horkrux ist in den Harry Potter-Romanen ein Gegenstand, in dem Zauberer einen Teil ihrer Seele einschließen können). Frau Schubert entschließt sich für »das ganz Kleine«. Als ich die Frage stelle, ob das etwas mit Lebensenergie zu tun hat, geht sie darauf ein. Wir machen mehrere Sets, in denen sie sich damit auseinandersetzt – zunächst vom sicheren Ort aus, später am sicheren Ort. Schließlich baut sie ihre Großmutter als Ressource ein, die dem schreienden, ganz, ganz Kleinen ein Lied singt. Die Belastung sinkt daraufhin bis auf 1, die Stimmigkeit des positiven Gedankens steigt auf. 6.

Wir machen weiter mit der Szene, als Frau Schubert auf die Intensivstation verlegt wird.

Bild: Hektik, Maschinen und Leute
Negativer Gedanke: Ich bin in Gefahr.
Positiver Gedanke: Es ist gutgegangen. Alles überlebt.
Emotionen: Angst, Chaosgefühl
Körpergefühl: Druck in Bauch, Herzgegend und Hals
Belastungsgefühl (0–10): 8
Stimmigkeit des positiven Gedankens (1–7): 5

Stimulation mit dem Buzzer. Starke körperliche Abwehrreaktion, viel Einweben meinerseits. Frau Schubert setzt sich zwischendurch auf, beruhigt sich dann. Nach vier Sets geht die Belastung auf 1 und die Stimmigkeit des positiven Gedankens auf 6–7.

Der Starkstromschlag – mein Körper und meine Seele sind außer Kontrolle, ich bin nicht da. Die Erinnerung löst in mir das aus, wovor ich am meisten Angst hatte – dieser ganz kleine Teil ist voll da und brüllt wie am Spieß. Es ist so laut gerade, dass ich Frau Altmeyer kaum hören kann, aber ich kann sie anschauen und mich in der Realität verankern. Ich schaue diesen kleinen Stern im Eierstock auf der Tafel hinter ihr an, während es in mir immer lauter wird. Kurz fange ich wieder an, in Scherben zu denken, aber damit bin ich durch, sind wir alle durch. Ich halte das mittlerweile aus und kenne mich mit allen Facetten. Frau Altmeyer bietet mir an, das Kleine vom sicheren Ort aus anzugucken – das geht nicht. Es braucht mich doch gerade jetzt – wenn ich in die Dünen gehe, ist es schon da, weil es zu mir gehört. Die anderen Tentakeligen machen sich bereit.

Kleines, komm mit mir an den sicheren Ort in den Dünen – du warst schon oft mit mir da, wie wir alle, auch wenn ich nicht immer alles spüre.

Ich pack dich auch gut ein, es ist wunderschön windig da. Ich erzähle Frau Altmeyer von dem Lärm und den Diskussionen in mir. Sie sagt, dass das mit den inneren Anteilen nur ein Modell ist, ein Konstrukt. Das weiß ich, aber weiß sie, wie platt ich war, als ich zum ersten Mal vor Jahren davon gehört habe, dass andere Menschen auch mit ihren Innenanteilen sprechen, wie ich das schon ewig tue? Wie unglaublich erleichtert ich über dieses Modell war, als würde uns eine riesige Last abgenommen. Und wie froh ich war, als ich gelernt habe, dass mein Umgang mit mir okay ist; immerhin gibt es Menschen mit ähnlichem Schicksal, die gar keinen Zugriff auf verschiedene Anteile ihrer Persönlichkeit haben. Ich bin froh, dass ich mich in den Therapien schon so gut kennengelernt habe und mit mir und diesen Anteilen leben und verhandeln kann. Okay – Ende Exkurs zu Frau Schuberts innerem System. Innerlich hat mich das sehr aufgewühlt, ich habe allen gesagt: Alles ist gut, es passiert nichts mehr. Integration ist gut, das wissen wir alle, Transformation wäre doch auch etwas für alle! Wir haben alle überlebt! Ein lebensgefährlicher Unfall, viele Schutzengel. Depersonalisation und Derealisation, so nennt es Frau Altmeyer. Ich schaue im Internet nach – unglaublich, was ich finde: Das passt 1:1 auf meine Empfindungen nach dem Starkstromschlag – auf die Idee bin ich noch nie gekommen! Vielleicht ist das wirklich so, wie Frau Altmeyer vorschlägt, dass das Kleine überlebt hat wie alle, aber quasi abgehängt wurde, und manchmal, wenn's ganz bedrohlich wird, so laut schreit, um wahrgenommen zu werden. Frau Altmeyer fragt nach und lässt nicht locker: dem Kleinen ein Wiegenlied vorsingen? Ja, Oma kann gut singen, warum eigentlich nicht. Oma war noch nie mit in meiner Düne, ich stelle sie mir in so einer herzförmigen Blase vor, wie sie über dem Kleinen schwebt – es ist zusammengekauert und ganz hinten eingerollt – und wie sie ihm das »Liebeslied« vorsingt. Es wird ruhiger und wärmer. Die Monster, die lauern, werden müder und zufriedener. Ja, wir haben wirklich überlebt, und es hat mich sehr beruhigt, dass Frau Altmeyer gesagt hat, dass die Depersonalisations- und Derealisationsphänomene jedem passieren können. Ich dachte immer, ich bin ein Freak. Das Gefühl, sich nicht richtig zu fühlen, dass alles so unwirklich ist, dass ich nicht mehr so bin wie vorher, dass irgendwie meine Wohnung, die Farben, die Dinge so komisch verändert waren – das war sehr gut, dass Frau Altmeyer mir das länger erklärt hat und sich da Zeit genommen hat.

In der Pause war ich so neben mir, dass ich erst mal klopfen, rennen, duschen – Skills einsetzen – musste. Danach war ich komischerweise recht gut sortiert.

Frau Schubert erzählt, dass sie sich abgeklopft habe, die Treppe hoch- und runtergelaufen sei und geduscht habe und dass wir gleich weitermachen können.

Bei der nächsten Situation, die wir bearbeiten möchten, dem Ereignis 8, sei sie 27 Jahre alt gewesen. Nach dem Stromunfall sei es ihr eigentlich nicht mehr richtig gut gegangen. Sie habe eine Therapie bei Herrn Dr. Franz wegen Bulimie, starken Schlafstörungen und Depressionen angefangen. Eine gute Freundin habe sie dazu gedrängt. Trotzdem sei es ihr immer schlechter gegangen. Ein Klinikaufenthalt in einer Psychiatrie habe sie total überfordert. Danach sei sie wegen Essstörungen, Selbstverletzungen und Suizidalität in einer anderen Klinik gewesen. In jener Zeit habe es angefangen, dass Erinnerungen aus der Kindheit hochgekommen seien. Sie sei in der Folge mehrfach in psychiatrischen Einrichtungen gewesen, sei sehr stark suizidal gewesen und habe dann ihren ersten Selbsttötungsversuch unternommen. Sie habe viele Psychopharmaka, die sie gesammelt habe, eingenommen und sich in die Badewanne gesetzt. Allerdings habe sie erbrochen und sei dann in der Badewanne eingeschlafen. Erst am nächsten Morgen sei sie wachgeworden, sei voller Erbrochenem gewesen und »richtig« krank geworden.

Bild: Sie wacht in der Badewanne auf.
Negativer Gedanke: Ich bin nichts wert.
Positiver Gedanke: Ich war in Not und ich spüre meinen Selbstwert heute schon viel mehr.
Emotionen: Selbsthass, Ekel
Körpergefühl: Bauchschmerzen
Belastungsgefühl (0–10): 7–8
Stimmigkeit des positiven Gedankens (1–7): 5–6

Stimulation mit dem Buzzer. Frau Schubert prozessiert sehr stark körperlich, würgt, berichtet, dass sie keine Ressourcen installieren kann, da sie sich vor den Tieren und den anderen schäme. Nach dem zweiten Set sagt sie, ihr sei etwas eingefallen, was hilft, was sie aber nicht erzählen möchte. Nach zwei weiteren Sets atmet sie tief ein und die Belastung sinkt auf 2–3. Ich bitte sie, zu dem Belastendsten noch einmal Kontakt aufzunehmen, und nach einem weiteren Set ist die Belastung auf 1 gesunken, die Stimmigkeit ist bei 7.

Der erste Suizidversuch, mit Tabletten. Ich will nicht mehr da sein. Ich schäme mich sehr stark, es sieht ja sowieso nur Gott zu, und der hat die Macht, durch sein Blut alles, auch Kotze und anderes, weiß werden zu lassen, »weißer noch als Schnee«. Danke, Jesus! Das war Gnade, dass mein starker Todeswunsch nicht erfüllt wurde. Irgendwie spielt dieser Todeswunsch als ganz starker Anteil in mir erst seit dem Stromschlag eine Rolle. Krass – habe ich bisher nie so gesehen. Also den Wunsch, gar nicht mehr leben zu wollen, den meine ich. Schon als Jugendliche hatte ich ganz oft den Wunsch, der Welt irgendwie zu entfliehen, weil ich so einfach nicht mehr leben konnte, aber anders leben wollte ich da schon. Das ganz Kleine als Lebenswille zu sehen, der von ganz vielen anderen (gesunden, aber auch besonders pathologischen) Anteilen beschützt wird, das macht absolut Sinn – und bringt gerade Chaos und Schwindel in meinen Kopf. Chaos und Schwindel bedeuten Veränderung und Neues, sagt Frau Altmeyer – wow, weia! Okay, ganz ruhig, KEINE PANIK!

Wir machen weiter mit der 9, Frau Schuberts zweitem Suizidversuch.

Nach dem ersten Suizidversuch sei sie in eine andere Stadt gezogen und habe dort für ein halbes Jahr in einem Seelsorgezentrum mitgearbeitet. Sie habe dort auch Therapie gemacht, was ihr geholfen habe, ihren Selbstwert zu stärken. Wegen massiver Überlastung bei sehr schwierigen Strukturen an einem neuen Arbeitsplatz hätten ihre Essstörungen wieder zugenommen und sie sei mit starken bulimischen Symptomen in eine Klinik gekommen. Dort hätten viele Patient:innen Alkohol getrunken, und sie selber habe auch immer mehr Alkohol getrunken, auch ganz harte Sachen. Sie sei unerlaubterweise jeden Tag nach Hause gefahren, was niemandem aufgefallen sei, habe sogar einmal zu Hause übernachtet, was niemand bemerkt habe. Dann sei sie auf dem Rückweg in die Klinik in suizidaler Absicht bergauf Gas gebend auf einen Abgrund zugefahren, sei aber in der Leitplanke hängengeblieben mit Totalschaden des Wagens.

Bild: Auto rast auf den Abgrund zu, als sie Gas gibt.
Negativer Gedanke: Ich kann nicht mehr leben.
Positiver Gedanke: Heute bin ich in der Lage, Hilfe zu finden und mir selber zu helfen.
Emotionen: Trauer
Körpergefühl: Schmerzen in Brust und Rücken
Belastungsgefühl (0–10): 6
Stimmigkeit des positiven Gedankens (1–7): 5

Nach zwei Sets kommen bei Frau Schubert Gedanken auf, dass sie Mitleid mit sich hat und dass es eine ausweglose Situation war. Wir besprechen, dass sie auch danach noch viele Suizidgedanken hatte, aber keinen Alkohol mehr trank und keine weiteren Suizidversuche unternahm. Sie habe damals eine Analyse angefangen, habe sehr viel mit der Analytikerin gekämpft, was sie stark gemacht habe. Die Belastung ist inzwischen auf 2–3 gesunken, nach zwei weiteren Sets kommen die Gedanken: »Ich habe überlebt.« Sie zeigt mir den Schaltkopf ihres Wagens, den sie aufgehoben hat. Die Belastung sinkt auf 1, der positive Gedanke wird vollständig stimmig.

Der zweite Suizidversuch mit dem Auto – ich halte es nicht mehr aus zu sein, ich bin wertlos. Wie verzweifelt wir waren und was für ein unfassbares Chaos in uns auf dem Weg zu der Kurve. Dann wurden alle ganz still, beim Gasgeben ging der Lärm aber wieder los. Ich höre sie gerade wieder alle, meine Anteile, und es stimmt – das ganz Kleine will leben, nur: alle anderen damals nicht. Und doch haben wir zum dritten Mal alle überlebt. Deswegen sind wir jetzt auch mit diesem Scherbenbild durch – ich kann das aushalten und sehen, alle zusammen wollen wir jetzt leben. Wir haben schon tausend Schutzengel gebraucht und einen sehr, sehr gnädigen Gott. Frau Altmeyer hat mich während der ganzen Sitzungen bisher angeguckt und auf mich aufgepasst. Als ich am Anfang meine Zustim-

mung gegeben habe, dass sie mich anschauen darf, war das impulsiv – ich kannte das bisher beim EMDR nicht. Gerade heute habe ich dieses Angeschaut-Werden als enorme Beruhigung und Sicherheit erlebt. Auch wenn es mir ganz oft schwergefallen ist, Frau Altmeyer anzusehen, war es im Nachhinein die Basis, um mich zu öffnen und zu vertrauen. Vielleicht auch, weil das insgesamt hier im Haus mein Empfinden ist, dass es nicht um Kontrolle und Macht geht, sondern um ein wirklich ernst gemeintes Hilfsangebot. Auch total gut, dass ich diese Massage heute nicht machen muss – das könnte ich zurzeit einfach nicht noch zusätzlich sortieren. Ich habe mich bisher durch die Beziehung zu Frau Altmeyer nicht bedroht gefühlt. Klar – ängstlich bin ich immer, gerade vor den Sitzungen heute …

Obwohl wir jetzt an diesem zweiten Tag schon mit neun Situationen gearbeitet haben, beschließen Frau Schubert und ich, noch eine zehnte anzugehen, um morgen und übermorgen genug Zeit für die Bearbeitung der frühen sexuellen Gewalterfahrungen zu haben. Wir nehmen Nummer 3 ins Visier: Als Frau Schubert zehn Jahre alt war, lief sie einmal im Sommer mit ihrer Freundin vom Sport nach Hause. Es war abends, aber es war noch hell. Zwei 13-jährige Jungen auf ihren Fahrrädern waren ihnen nachgefahren und hatten sie geärgert. An einer Ecke mit Unterführung wurde Frau Schubert von den Jungen an eine Wand gedrückt. Sie rief noch, ihre Freundin solle weglaufen, hatte dann plötzlich das Gefühl, sie könne sich nicht mehr bewegen. Die Jungen schlugen sie, fassten sie überall an, traten sie in Bauch und Unterleib. Nachdem sie von ihr abgelassen hatten, ging sie nach Hause. Ihre Großmutter war nicht da und ihr Vater machte die Haustür auf. Er sah die Jungs noch weglaufen und setzte sich dann in sein Auto, nahm Frau Schubert mit und verfolgte die Jungen im Auto. Er holte sie ein und brüllte sie an. Die beiden gaben an, nichts getan zu haben, und er fuhr wieder mit ihr nach Hause zurück.

Nachdem Frau Schubert diese Geschichte erzählt hat, bitte ich sie, sich innerlich noch einmal damit zu beschäftigen, sie durchzugehen und mir belastende Stellen zu sagen, während ich mit dem Buzzer stimuliere. Sie findet nach kurzer Zeit die erste Stelle: als der Junge sie gegen die Wand drückt und sie merkt, sie kann nichts mehr machen.

Bild: Sie wird gegen die Wand gedrückt und festgehalten.
Negativer Gedanke: Ich bin schutzlos.
Positiver Gedanke: Heute kann ich mich schützen und mir Hilfe holen.
Emotionen: Angst, Distanzierungsgefühl
Körpergefühl: Schmerzen in Bauch und Unterleib
Belastungsgefühl (0–10): 7
Stimmigkeit des positiven Gedankens (1–7): 5

Ich stimuliere mit dem Buzzer. Frau Schubert windet sich, hat sehr starke körperliche Reaktionen; mit viel Einweben und dem Vorschlag, jemanden dazuzunehmen, beruhigt sie sich und imaginiert ihre Großmutter mit dem Teppichklopfer, die über die Straße saust. Die Belastung nimmt daraufhin ab und sinkt nach zwei weiteren Sets auf 1–2, nach weiteren Sets auf 1. Die Stimmigkeit des positiven Gedankens steigt auf 6.

Wir schließen den Tag mit einem Körpertest ab. Frau Schubert beschreibt, dass der Kopf ruhig, der Hals okay, Brust und Herz okay sind. Allerdings gemischte Gefühle in Bauch und Unterleib. Ich fordere sie auf, einen Punkt im Körper zu suchen, der sich besonders gut anfühlt. Sie wählt die Füße. Ich bitte sie, dieses gute Gefühl mit einem imaginären Dimmer zu vergrößern und durch den Körper strömen zu lassen, und das Gefühl in Bauch und Unterleib beruhigt sich. Danach enden wir mit der Lichtstromübung (→ Kapitel 2), die ich sprachlich anleite.

In der Nachbesprechung gehe ich mit Frau Schubert noch einmal durch, was wir gemacht haben, und erkläre es ihr.

Der Übergriff durch die beiden älteren Jungen. Als ich mir Oma vorstelle, wie sie mit diesem Teppichklopfer angesaust kommt und die Jungs verdrischt, geht's mir besser. Ich kann mich heute wehren und notfalls Hilfe dazunehmen.

Die Zusammenfassung dann ganz gut – aber einfach sehr viel. Mir wird erstmalig bewusst, wie ähnlich viele Sachen sind. Für mich ist beim ersten Anschauen alles gleichermaßen bedrohlich. Es geht natürlich oft um ähnliche Situationen und Gefühle. Die Power, die dieser kleine Stern hat, die schreiben mir viele oft zu. Mein Empfinden steckt nur so oft in dieser Angst und Ohnmacht fest. Ich fand erstaunlich, wie viel Lebenswille bei mir da ist.

Oh Mann, bin ich müde!!

Tag 3

Unfassbar – ich hab mich um 19:30 Uhr gestern ins Bett geschmissen und bin heute um 7:30 Uhr aufgewacht – kann mich nicht erinnern, wann ich das letzte Mal so viel am Stück geschlafen habe. Immer noch todmüde jetzt, aber ruhiger und wieder konzentrationsfähig. Leider sind meine sämtlichen Gefühle und Wesenheiten auch schon alle hellwach – ansonsten schlafen viele morgens noch. Schon am Frühstückstisch heute Morgen hatte ich Suchtdruck. Na super. Bin einfach ruhig sitzen geblieben, habe den Gesprächen zugehört, und nach 20 Minuten war's okay. Dann habe ich gefrühstückt. Über gestern zu schreiben ist mir schwergefallen. Es war viel, und irgendwie fühle ich mich gerade komisch anders als sonst, also nicht zerlegter oder schlechter, sondern einfach seltsam fokussiert, aber auch irgendwie hypersensibel. Als eben im Frühstücksraum was runtergefallen ist, wäre ich vor Schreck fast vom Stuhl gefallen.

Hatte Angst vor dem EKG heute – fühle mich gerade so sensitiv. War dann völlig unproblematisch – es gab eine weiche Decke und einen Hund namens Socke, der versucht hat, seine Pfote aufzufressen. Ich war gut abgelenkt und hab Musik gehört, und schon war es vorbei.

Frau Schubert sagt, dass sie gestern von 19:30 Uhr bis heute Morgen geschlafen habe, was ungewöhnlich für sie sei. Sie fühle sich ganz okay. Ihre Anspannung sei jetzt bei etwa 4. Wir machen die Vier-Elemente-Übung, wobei die Anspannung auf 2–3 sinkt.

Wir besprechen, dass wir uns jetzt an das Kernstück unserer Therapiewoche wagen – die sexuelle Gewalt, die sie erfahren hat. Wir haben gestern schon mit einem nicht mehr ganz so belastenden Übergriff im Alter von zehn Jahren angefangen, wollen heute zunächst mit zwei weiteren nicht mehr so belastenden Ereignissen in ihrer Pubertät weitermachen, um dann zu dem belastendsten, den Übergriffen durch ihren Vater, zu kommen. Wir beginnen mit der Situation 5.

Mit 14 Jahren, berichtet Frau Schubert, sei sie wie immer direkt vom Gymnasium zur Musikschule gegangen. Sie habe durch einen Wald den Berg hoch zum Klarinettenunterricht gehen müssen. An diesem Tag habe sie ein Mann angesprochen, den sie dort schon öfter gesehen habe. Sie sei daraufhin ganz steif geworden und habe nichts sagen und sich nicht wehren können. Er begann sie anzufassen und zu streicheln und sie ließ es über sich ergehen. Nachdem er aufhörte, sei sie zum Klarinettenlehrer gegangen, der an diesem Tag viel näher an sie herangekommen sei als sonst. Da sie überhaupt nichts auf die Reihe bekommen habe, habe er mit ihr geschimpft, dass das mit dem Klarinettenspielen wohl keinen Sinn habe.

Schlimmster Moment: Als sie sich nicht bewegen kann.
Bild: Sie kann sich nicht bewegen, steht im Wald wie angefroren.
Negativer Gedanke: Ich kann mich nicht wehren, bin ohnmächtig.
Positiver Gedanke: Heute kann ich mich besser wehren und Hilfe holen.
Emotionen: Panik, Fassungslosigkeit
Körpergefühl: Bauchdruck
Belastungsgefühl (0–10): 7
Stimmigkeit des positiven Gedankens (1–7): 4

Prozessieren mit dem Buzzer. Frau Schubert reagiert stark körperlich, und ich webe ständig »Ja«, »Hm« oder »Prima« ein. Nach dem ersten Set starke Bauchschmerzen, Übelkeit und Gedanken an den Vater. Wir lassen den Vater schrumpfen. Sie bannt die Erinnerung daran auf ein Video und steckt es in den Tresor. Danach geht es weiter. Es taucht Angst auf, während der nächsten Sets stellt Frau Schubert sich ihren Hund vor und wird dann immer ruhiger. Die Belastung sinkt, stark ist allerdings das Gefühl, dass ihr Körper starr ist. Ich ermutige sie, kreativ zu sein. Im weiteren Verlauf, in dem sie ihren Hund immer umfangreicher in die Vorstellung einbaut, sinkt die Belastung auf 1, die Stimmigkeit steigt auf 6–7.

Der Übergriff durch den fremden Mann. Wieso geht das bloß schon wieder los? Wieso bin ich immer noch nicht sicher, obwohl ich doch heute anders aussehe und mich anders fühle! Ich bin starr und geschockt. Bella beißt einmal komplett alles, was sie erschnüffeln kann. Sie schützt mich und ich habe schnell weniger Angst. Ich wundere mich selber – auch wenn ich irgendwie immer noch platt und müde bin, kann ich einfach so an das Arbeiten von gestern mit Frau Altmeyer anknüpfen. Das ist irgendwie mittlerweile schon vertraut.

Mit 16 war Frau Schubert mit einer Freundin in Schweden auf einer Ferienfreizeit. Die anderen Mädchen hätten sich hauptsächlich für das Thema Jungen interessiert, sie selber aber überhaupt nicht. Die Freundin schleuste zwei Jungen in ihr Zimmer, die zunächst bei der Freundin im Bett lagen. Als Kontrollen kamen, versteckte sich ein Junge bei Frau Schubert im Bett. Sie wollte das überhaupt nicht, konnte sich aber nicht wehren. Er sei eigentlich ganz lieb gewesen, habe sie aber angefasst und gestreichelt und sei sauer auf sie gewesen, weil sie gar nicht reagiert habe. Der schlimmste Moment für sie sei gewesen, als sie wie neben sich und ihrem Körper gestanden habe.

Schlimmstes Bild: Sie liegt da und steht neben sich.
Negativer Gedanke: Ich bin immer noch ohnmächtig.
Positiver Gedanke: Ich kann dafür sorgen, es nicht so weit kommen zu lassen.
Emotionen: Angst, Wegdriften
Körpergefühl: Druck in Bauch und Hals
Belastungsgefühl (0–10): 7
Stimmigkeit des positiven Gedankens (1–7): 5

Prozessieren mit dem Buzzer. Frau Schubert prozessiert sehr körperlich, stöhnt viel, baut in ihrer Vorstellung ihre Freundin Paula ein, die sie aus dem Bild herauszieht. Sie selbst ist aufgestanden, und dann geht sie mit Paula an einen See. Es tritt eine starke Normalisierung ein. Sie sagt, er hat das gemacht, was Jungen in dem Alter machen und war eigentlich »ganz nett«. Die Belastung ist auf 1–2 gesunken. Ich schlage Wurzelarbeit vor (so nenne ich die Arbeit an den Belastungsresten). Nach einem weiteren Set ist es noch besser geworden. Die Belastung ist unter 1, die Stimmigkeit bei 7.

Übergriff in Ferienfreizeit. Paula zieht mich aus dem Bett und wir gehen zu diesem wunderschönen See. Was für ein wunderschönes Bild! Paula wäre bestimmt gerne mit mir in Schweden gewesen. Auch da geht's mir relativ schnell wieder gut. Diese Starre und die chaotische Verbindung zu früher kann ich ganz gut eindämmen, und mit den Helfern ist die Situation ganz anders kontrollierbar – keine Ohnmacht. Ich bin nur insgesamt heute in einem hohen Anspannungszustand – meine Monster sind hellwach, um mir und dem Kleinen notfalls zu Hilfe zu eilen. Hohe Dissoziationsgefahr …

Wir sind immer noch zeitlich in der ersten Doppelstunde dieses dritten Tages, dem Mittwoch, und mit den ersten beiden Situationen, die wir bearbeiten wollten, hat es so gut und schnell geklappt, dass ich Frau Schubert vorschlage, noch vor der Mittagspause mit der sexuellen Gewalt durch ihren Vater anzufangen. Sie habe Angst, sagt sie, aber sie wolle es wagen. Wir entscheiden uns für die frühe Zeit, die Nummer 2 auf ihrer Traumalandkarte.

Im Alter von etwa drei bis sieben Jahren wurde sie wiederholt von ihrem Vater sexuell misshandelt. Es fällt ihr sehr viel schwerer als bei den anderen Ereignissen, darüber zu sprechen. Sie erzählt mir, wie sie es ihren Therapeut:innen erzählt hat und dass das schlimm für sie gewesen sei, weil sie sich danach extrem schuldig fühlte und in starke Zweifel kam, ob es überhaupt stimme, was sie da erzählt habe. Sie habe es sich selbst nicht geglaubt und sei in große innere Konflikte und Nöte gekommen. Ich erkläre ihr an dieser Stelle, dass das, was sie sagt, etwas ist, was ich von vielen Patientinnen und Patienten, die Ähnliches erlebt haben, höre, und dass das ganz typisch zu sein scheint für die Art von Trauma, dem sie ausgesetzt war. Das kindliche Gehirn ist völlig überfordert von dem Stress, den solch eine Situation auslöst, und später ist es ganz schwer, sich daran zu erinnern.

Sie erzählt, dass ihre Mutter, als sie mit ihrer Schwester schwanger war, einen Herpes Zoster hatte, weshalb sie immer wieder ins Krankenhaus musste. Sie selbst sei damals drei Jahre alt gewesen und in diesen Zeiten dann viel mit dem Vater allein zu Hause. Der Vater sei häufig cholerisch gewesen, habe sich normalerweise von Frau und Kindern ferngehalten, trank abends meistens viel Alkohol und saß vor dem Fernseher. Das Schlafzimmer der Eltern lag neben dem Badezimmer, und in der Zeit, als Frau Schubert mit ihrem Vater allein war und der Vater sich um sie kümmern sollte, passierten nach dem Baden im Schlafzimmer Dinge, von denen sie kaum sprechen kann. Es fällt ihr so schwer, dass ich sie bitte, mir, wenn sie möchte, die Fetzen, die sie erinnert, zu sagen. Ich schlage weiter vor, dass wir diese Erinnerungsfetzen dann unter verschiedene Überschriften stellen und sie mir gar nichts weiter erzählen muss. Folgende Textstücke kommen von ihr:

> Immer nach dem Baden.
> Decke auf dem Boden, Plastikbeschichtung.
> Vater steht über ihr. Befriedigt sich selbst.
> Der Vater zwingt sie, Sachen zu machen.
> Eklige Flüssigkeiten.
> Sie schaut nach links durch die offene Badezimmertür, wo Aufhänger für Waschlappen hängen (Goofy).
> Er hat sie verletzt mit Gegenständen und ihn hat das befriedigt.
> Verletzung im Bauch und im Unterleib.

Ich schlage Frau Schubert vor, dass wir das unter die Überschriften »Sachen machen«, »Eklige Flüssigkeiten« und »Schmerzen« stellen und dass sie von Anfang an Ressourcen in die Szenen mit hineinnehmen soll. Als Ressourcen für die erste Situation, »Sachen machen«, sucht sie sich aus: die Oma mütterlicherseits, etwas Plüschiges (den Guhl und ihre Decke) und einen Drachen.

Thema »Sachen machen«

Ich verzichte auf die Erhebung von schlimmstem Bild, negativem und positivem Gedanken sowie den Skalenwerten und beginne sofort mit dem Prozessieren. Frau Schubert reagiert sehr stark körperlich und sagt nach zehn Stimulationen Stopp. Ich helfe ihr, sich durch Anschauen und Seufzen zu reorientieren (eine Übung aus dem Zapchen, →Kapitel 2). Sie berichtet, dass das Ohnmachtsgefühl sehr stark sei, dass sie Gerüche und Geräusche aushalten müsse, dass sie Angst vor Schmerzen verspüre und Ekel ohne Ende. Wir besprechen noch einmal konkreter, wo die Ressourcen stehen. Sie platziert die Oma in die Tür, einen Drachen zwischen den Vater und sich und den Guhl auf sich/über sich. Wir beginnen erneut, diesmal sagt sie nach 20 Mal Stopp. Reorientierung und erneutes Beginnen – hier stoppe ich nach 70 Stimulationen. Sie berichtet, dass das Plüschige gut geklappt hat, dass es auf ihr und auch unter ihr ist und sie ganz fest drückt, dass die Oma von der Tür kam und der Vater keine Chance hatte. Danach ist sie so erschöpft, dass wir eine Pause machen und vorher die Übungen »Sicherer Ort« und »Lichtstrom« durchführen.

Übergriffe durch meinen Vater – ich weiß nicht, wie ich anfangen soll! Ich bekomme Panik. Frau Altmeyer hilft mir sehr: Ich habe zwar erst keine Ahnung, was mit »Stichwörtern« gemeint sein soll, aber es entlastet mich sehr, dass es auch anderen so geht, dass sie unklar sind, nicht so flüssig erzählen können. Auch dass ich in der ambulanten Therapie die Erfahrungen mit meinem Vater wieder zurückgenommen habe, weil ich mich schuldig gefühlt habe und mich geschämt habe, warum auch immer, scheint sie nicht zu schocken. Das hat mich viele Jahre enorm belastet: Angst, die »Unwahrheit« erzählt zu haben; Angst, etwas »Geheimes« erzählt zu haben. Angst, deswegen verurteilt zu werden. Sie scheint das tatsächlich zu kennen. Frau M. hat mal gesagt: »Ich habe noch nie erlebt, dass jemandem ein Missbrauch eingeredet wurde.« – Das hat mich damals schon zum Nachdenken gebracht.

Frau Altmeyer geht also auch davon aus, dass es nicht an einem Fehler von mir liegt, dass meine Erinnerungen so verworren sind. Das macht mir Mut, ihr mehr zu erzählen. Ich habe fürchterliche Angst und fange an zu schwitzen und zu zittern – zum Glück kann ich den Guhl umklammern –, und gut ist, dass ich sie dabei nicht ansehen muss. Das Erzählen war so schwer, aber ich hatte unmittelbar danach das Gefühl: »Das war jetzt gut!« Auch alle anderen in mir waren in extremster Anspannung, aber offensichtlich einverstanden. Kurz war mal ein Moment, in dem ich das Gefühl hatte, starr zu werden und wegzudriften, das war aber wirklich nur ein Hauch. Das hat mir dann auch Mut gemacht, weiter zu gehen – ich dachte bis dahin, ich bekomme kein Wort raus, drifte total ab und im schlimmsten Fall fange ich an, wie früher schon mal zu weinen und zu schreien und kann das nicht mehr stoppen, weil ich nichts mehr mitkriege – also wieder eine Art Kontrollverlust, quasi von der anderen Seite, im krassesten Fall auch wieder eine Art Notfall-Schrei-Starre, wo man mich runterspritzen muss.

Nichts davon ist passiert.

Haben alle das mitbekommen???

Nichts *von dem, was wir befürchtet haben, ist passiert. Das Kleine lebt immer noch und wurde sogar von der Oma getröstet. Alle anderen tentakeligen Freunde und Monster passen weiter extrem auf (und freunden sich hoffentlich heimlich schon mal mit dem Gedanken an Integration und Transformation an). Ich weiß endlich, wo dieser starke Todeswunsch herkommt, und diese Starre hat sich gerade spontan verkrümelt. Wo bist du, Starre? Hallo – ist irgendwer da? Wird sich schon noch melden. Na gut, hab also keine andere Wahl bzw.* entscheide mich *dafür, die Übergriffe anzugucken. Gut, dass Frau Altmeyer diese Idee mit den Stichwörtern hatte und Vorschläge gemacht hat – ich bin gerade sprachlos und fühle mich wirklich zwischenzeitlich so, als wäre ich drei Jahre alt. Mein Neffe hat mit drei Jahren auch immer nur genickt, wenn er sich unsicher war, aber wenn man ihm Vorschläge gemacht hat, wusste er genau, was er wollte: Durch Nicken konnte er das dann sagen. Ich fühlte mich in der Sitzung heute Morgen genauso. Knoten im Gehirn. Frau Altmeyer erzählt hinterher, dass das Sprachzentrum mit drei Jahren noch nicht voll entwickelt ist, und ich denke mir: Genau so hat sich das jetzt angefühlt.*

Stichwort »Er hat Sachen gemacht«. Krass, wie stark mein Körper reagiert. Der Guhl und die Decke sind da – und der riesige Guhl, der sich aufpumpt –, sodass ich meinen Vater nicht mehr sehen muss. Ich bin geschützt durch den Guhl auf mir, durch die Decke auf mir und den funkelnden Guhl, der doppelt so groß ist wie mein Vater – und viel mächtiger und stärker. Die Monster in mir toben und wüten, das Kleine hat sich verzogen, ins Kreuz, in Sicherheit. Wieso dissoziiere ich nicht? Ich höre, was Frau Altmeyer sagt: dass wir 2018 haben, dass sie da ist. Dass der Guhl da ist und die Decke. Der Drache wurde direkt zum Riesen-Guhl. Meine Oma steht in der Tür und brüllt: »Werner! Was ist los? Mach die Tür auf! Warum geht die Tür nicht auf? Was machst du mit dem Kind??« In meiner Fantasie sagt sie das immer wieder, vielmehr schreit sie das, ich weiß nicht, ob das eine reale Erinnerung ist. In meiner Fantasie ist die Oma heute auf jeden Fall da.

In der Mittagspause muss ich mich nach dem Essen übergeben, wollte mich hinlegen, kam alles wieder hoch. Die Monster natürlich: »Mach weiter mit dem Kotzen, jetzt kann auch alles raus.« Da hatte ich die Faxen dicke und habe zu ihnen gesagt: »Haltet einfach eure pelzige Klappe! Ich geh jetzt ins Bett und danach wieder zu Frau Dr. Altmeyer! Ich bin genauso angespannt wie ihr! Und ich will auch alles auf der Stelle sofort einfacher und sortierter! Wenn ich das hier aushalten und Neues lernen kann, dann könnt ihr das auch. Ruhe jetzt, verdammt!! Euch passiert schon nichts – eine Veränderung tut euch gut! Und außerdem weiß ich selber, was gleich auf uns alle zukommt – mir geht's grad schlecht genug, da kann ich nicht auch noch einen ganz leeren Magen brauchen, verflixte Kiste!« Das hat erstaunlicherweise funktioniert. Vielleicht auch, weil ich das Gefühl hatte, Frau Altmeyer wartet auf mich und hat unfassbarerweise immer noch keine Angst – zumindest sieht es nicht so aus, und es fühlt sich auch nicht so an. Auch wenn ich gerade innerlich zittere.

Um 14:00 Uhr machen wir weiter. Frau Schuberts Anspannung ist bei 4–5. Wir machen die Vier-Elemente-Übung, und die Anspannung geht auf 3–4 zurück. Frau Schubert erklärt mir noch einmal, was »Guhl« eigentlich bedeutet, nämlich ein leichenfressender Dämon. Ich kenne Guhl nur als Haarshampoo, worüber wir beide lachen. Wir platzieren die Oma und Guhl in der Vorstellung und ich webe während der ersten 50 Stimulationen sehr viel ein: »Ja«, »Schutz ist da«, »Heute haben Sie die Kontrolle«. Sie berichtet, dass es besser als heute Vormittag war, und nach 50 Mal weiter Prozessieren nach dem zweiten Set sagt sie, es sei ganz okay, die Belastung ist bei 2. Zwei weitere Sets zum Thema »Sachen machen«, und sie sinkt auf 1.

Thema »Eklige Flüssigkeiten«

Als Zweites nehmen wir das Thema »Eklige Flüssigkeiten«. Frau Schubert beginnt schon bei den ersten beiden Sets in ihrer Fantasie den Guhl sehr stark einzusetzen. Sie berichtet, dass der Guhl das alles mit einer durchsichtigen Blase eingehüllt habe, sodass das eklige Zeug sie nicht erreichen konnte. Nach einem weiteren Set hat der Guhl die Blase aus dem Fenster gestoßen, und Frau Schubert sagt, es sei ganz okay. Die Belastung ist bei 3. Ich bitte sie, noch einmal mit dem Belastenden in

Kontakt zu gehen. Sie ist beim nächsten Set ganz ruhig und berichtet, dass sie zur Oma gelaufen sei, die Belastung ist auf 1 zurückgegangen. In der Einwebephase habe ich mit ihr die Zapchen-Übungen »Spielerisches Würgen« und »Seufzen« durchgeführt.

Thema »Schmerzen«

Wir nehmen als Drittes das Thema »Schmerzen«. Frau Schubert berichtet, dass der Vater sehr oft aggressiv gewesen sei, Alkohol getrunken und dann gesagt habe: »Du bist die Einzige, die mich beruhigen kann.« Er habe sie mit allen möglichen Dingen verletzt, am Bauchnabel und am Unterleib, und habe ihr verboten zu schreien. Sie musste die Arme hinter dem Kopf halten, den Mund halten und es über sich ergehen lassen. Ich fange an, mit dem Buzzer zu prozessieren. Frau Schubert reagiert sehr stark körperlich, schreit, weint, windet sich. Wir vereinbaren, dass sie Stopp sagen kann, und sie sagt Stopp. Sie berichtet dann, dass sie schon vorher Stopp gesagt habe, aber nicht mehr wisse, ob sie es nur gedacht oder auch tatsächlich gesagt habe. Sie ist so erschöpft und verschwitzt, dass ich zehn Minuten Erholung vorschlage. Dann fahren wir fort. In der Vorstellung zaubert ihre Oma den Vater klein. Es folgt eine ganze Reihe von Sets, bei denen es immer wieder besser wird und dann wieder schlechter. Schließlich gelingt es ihr, den Vater sehr viel kleiner zu zaubern und das Licht auszumachen, und dann baut sie auch noch etwas Erbauliches ein, nämlich eine Musik (Lobpreislieder), sodass zuletzt die Belastung auf 2–3 sinkt. Wir machen dann Wurzelarbeit, und nach einem weiteren Set sagt Frau Schubert, es sei »ganz gut« geworden. Die Belastung ist bei 1–2. Wir suchen einen positiven Satz für die Gesamtsituation, und sie wählt »Ich hatte Hilfe und ich habe es überlebt«. Die Stimmigkeit dieses Satzes liegt bei 7, und sie spürt es in der Herzgegend.

Zweites. Stichwort »Eklige Flüssigkeiten trinken« – mir ist so speiübel, als ich da sitze und dieses Stichwort auswähle. Mein Bauch rebelliert und die unbelehrbaren Monster melden sich: »Siehste! Hättest ja auch leer sein können!« Ich brauche gerade alle Kraft und Macht und Energie, also arbeitet gefälligst mit! Die Erinnerungen sind so heftig, dass ich ziemlich schnell den ganz großen Guhl sehe – er bildet eine Blase aus Fell, die all die ekligen, stinkenden Kotz-Flüssigkeiten aufsaugt und sofort verdaut, sodass sie unsichtbar in der felligen Blase sind. Sonst hätte ich das nicht ausgehalten. Der Guhl und die Decke schützen mich. Und dann schleudert der Guhl noch die Blase aus dem Fenster. Jetzt ist der Weg frei und ich laufe in Omas Arme. Und Oma tröstet mich. Frau Altmeyer fragt später noch nach einer Alternative zu den Gerüchen, aber die sind ja weg. Die Vorstellung des Tigerbalsams tut trotzdem gut. Gerade beim Aufschreiben weiß ich, dass es in der Situation gut war, alles schnell in die Fellblase zu entsorgen – jetzt im Nachhinein frage ich mich, ob das ein Wegschieben der Situation war, wobei: Mein Körper hat krass alles erlebt. Ich dachte echt, ich kotze in den Raum, als Frau Altmeyer mir diese Übung mit dem »Spielerischen Würgen« angeboten hat. Ich denke, dass mein Ekel vor glitschigen Dingen zum Großteil daher kommt, von dieser Schweinerei, die mein Vater mir da angetan hat.

Drittes Stichwort: »Verletzungen, Schmerzen«. Die Erinnerungen sind nicht auszuhalten, wie gut, dass Frau Altmeyer gesagt hat, dass Weinen und Schreien erlaubt sind. Ich habe schon sehr viel geweint und geschrien, und auch dieses Mal ist das Gefühl so stark wie früher: Ich blute, ich habe Krämpfe, bekomme keine Luft, habe Schmerzen im Bauch und Bauchnabel ohne Ende und das Gefühl: Das überlebst du nicht. Frau Altmeyer schlägt vor, den Guhl auf den Bauch zu legen, zum Schutz, die Decke über mich, und meine Oma steht in der Tür. Der große Guhl kommt wieder aus dem Wandschrank. Meine Monster brüllen und das Kleine schreit wie verrückt. Und trotzdem höre ich in dem ganzen Chaos noch Frau Altmeyers Stimme, die hält mich in der Realität. Ich halte es nicht mehr aus und brülle »Stopp!« – und ich weiß nicht, ob in Gedanken oder in der Realität –, und ich will gerade die Dinger, die Buzzer, wegwerfen, da sagt Frau Altmeyer: »Sie können auch Stopp sagen!«, und dann hört sie mich bzw. dann habe ich es wohl laut gesagt. Mein Körper beruhigt sich nur gaaanz langsam. Innerlich bin ich verwirrt und zittrig, klatschnass geschwitzt bin ich auch. Auweia. Und natürlich verheult – aber ich kann sie ansehen. Und sie gibt mir noch ein Schweinchen-Taschentuch. Es ist vorbei. Und das Kleine hat sich wieder ins Kreuz verkrümelt, es ist roter als sonst, aber ansonsten okay. Die Monster sind weiterhin angespannt, sie trauen keinem. Ich vertraue Frau Altmeyer und merke, dass ich langsam wieder mehr Luft bekomme und stöhnen kann. Oma hat sich Hilfe geholt, sie hat viele Leute hinter sich, neben ihr mein Opa, ihr Mann. Viel besser wird es, als ich mir vorstelle, dass Oma dieses gleißend helle Badezimmerlicht ausmacht. Jetzt liege ich geschützt mit dem Guhl auf mir und der Decke. Mein Vater ist geschrumpft und die Augen des großen Guhls funkeln ihn an. Er wird auf einmal geblendet und ist winzig. Ich kann ihn sehen, wenn ich will, er kann aber nicht mehr an mich ran und sieht mich nicht mehr. Und dann höre ich mein Lieblingslied, einen Lobpreis, der sich immer wieder wiederholt, der mächtige Bässe, einen genialen Schlagzeugbeat und einen unglaublich berührenden, tröstenden Text hat. Und der Sänger steht beim Live-Auftritt immer in einem Lichtbogen. Ich werde viel ruhiger. Ohne alle diese Hilfe möchte ich mich nie wieder erinnern. Sämtliche Monster, das Kleine und alle anderen stimmen zu. Ich kann immer noch nicht glauben, dass ich das alles gerade so erlebt habe und nicht dissoziiert habe. Frau Altmeyer hat recht, ich habe da offensichtlich schon viel gearbeitet, und tatsächlich hat sich das ganz anders ausgewirkt als zu meiner krassen Klinikzeit. Da hatte ich in jeder Therapie immer wieder die gleichen Ängste, konnte nicht sprechen, kam nicht in Kontakt. Ich habe gekämpft und gekämpft und hatte das Gefühl, es gibt keine Lösung, nur eine nicht enden wollende Wiederholungsschleife aus diesen Erinnerungen. Das hier fühlt sich anders an, und ich bin erstaunlich okay innerlich. Alle sind einverstanden, das ist auch selten. Schwindelig ist mir!

In der letzten Stunde für diesen Tag (16:00 bis 16:50 Uhr) lasse ich diesen wichtigen Tag auf Frau Schuberts Wunsch noch einmal Revue passieren. Ich habe viele Szenen dieses Tages auf Video aufgenommen, und wir besprechen, dass ich, falls ich diese Aufnahmen in einem Vortrag verwende, sie Frau Schubert vorher zeige und ihr Einverständnis einhole, wie wir auch vereinbaren, dass ich ihr das Protokoll von unseren Sitzungen zuschicken werde.

Die Pause war gut. Nach Wechseldusche und einem Liter Wasser ging's mir besser. Meine Klamotten waren so nass, als hätte ich mit ihnen geduscht. Krass. Als Frau Altmeyer fragt, ob ich erleichtert bin, merke ich erst, wie erleichtert ich bin. Ich bin zwar immer noch angespannt und habe Angst vor dem, was noch kommt, aber viel schlimmer kann es kaum noch werden. Um die Zusammenfassung am Ende hatte ich gebe-

ten, weil ich das vorher als so sortierend und zusätzlich noch ordnend erlebt hatte. Heute konnte ich aber kaum zuhören, entweder war ich einfach so platt und nicht mehr aufnahmefähig oder ich wollte es nicht noch einmal hören. Trotzdem hat es mir gutgetan, auch wenn ich nicht alles mitbekommen habe. Frau Altmeyers Stimme und mein Gefühl, dass sie strukturiert ist trotz meinem Chaos und den Überblick behält, beruhigen mich sehr und helfen mir, noch mehr Abstand von den Ausgangssituationen zu gewinnen.

Tag 4

Habe immerhin von 21:00 Uhr bis 4:00 Uhr geschlafen – sieben Stunden! Bin nach einem Albtraum aufgewacht, an den ich mich nicht mehr erinnern kann. War klatschnass geschwitzt und musste mich erst mal sortieren, wo ich bin. Ging dann einigermaßen. Habe Musik gehört und Spiele gespielt, dann wieder versucht einzuschlafen. Ging nicht, also gelesen.

Frau Schubert erzählt, dass sie gut geschlafen habe, sieben Stunden lang, und von einem Albtraum wachgeworden sei, an den sie sich aber nicht mehr erinnere. Sonst sei es eigentlich ganz gut gegangen. Ihr Anspannungsgrad ist zu Beginn 3. Wir machen die Vier-Elemente-Übung und der Anspannungsgrad sinkt auf 2. Wir besprechen die letzte EMDR-Sitzung vom Vortag. Sie sagt, dass noch eine Belastung von 3–4 bestehe, wenn sie daran denke. Wir beschließen, das noch einmal aufzugreifen, und nehmen zwei Bereiche.

Thema »Eklige Flüssigkeiten«

Ich lasse Frau Schubert auf das Thema fokussieren. Nach 50 Mal Buzzern, wobei sie sich windet und weint, stoppt sie und sagt den Satz: »Ich war so klein, er war so groß.« Ich webe ganz viel ein an dieser Stelle. Dann setze ich sie dem nochmals aus. Sie beruhigt sich schneller. Ich webe nur noch »Ja« ein. Nach 100 Mal stoppe ich. Frau Schubert berichtet, es sei besser als beim ersten Mal. Die Oma schrumpfe den Vater klein. Es folgt eine lange Psychoedukationsphase darüber, dass alle Zellen des Körpers sich inzwischen erneuert haben, und anderes Unterstützendes. Beim nächsten Set (100 Mal) atmet Frau Schubert immer ruhiger und sagt danach, es sei ganz okay. Sie habe sich vorgestellt, die Oma nehme sie auf den Arm und wiege sie. Es ist nur noch ein bisschen Übelkeit da. Sie konzentriert sich auf die Übelkeit, und nach einem erneuten Set ist sie noch ruhiger, sagt, es sei ganz okay. Sie bekomme jetzt gut Luft und die Belastung sei bei 1–2.

Sie möchte keine Pause, also machen wir gleich weiter.

Thema »Schmerzen«

Nach 40-maligem Stimulieren signalisiert Frau Schubert »Stopp« und berichtet, die Helfer seien da, es sei aber so schwierig für sie, weil sie so klein sei und der Vater so groß. Beim nächsten Set, das 100 Stimulationen andauert, wird sie wie zuvor immer ruhiger und berichtet danach, dass viele Helfer dagewesen seien, auch die Oma, die das Licht ausgemacht habe. Sie ist mit dem Ergebnis zufrieden. Wir überlegen uns bezüglich des positiven Satzes für das Ereignis 2, dass wir ihn verändern von »Ich hatte Hilfe und ich habe überlebt« zu »Ich habe überlebt und ich hatte dann auch Hilfe«. Wir verankern ihn, während ich den Satz laut sage, was sie als hilfreich empfindet. Die Stimmigkeit ist am Ende bei 6–7.

Nach kurzer Pause machen wir weiter beim Ereignis 4. Frau Schubert sagt, dass sie große Angst davor habe und dass ihre Anspannung bei 6 sei. Nach einer Imaginationsübung sinkt die Anspannung auf 2–3. Während sie mir die Situationen von Ereignis 4 erzählt, benutze ich den Buzzer mit schnellen Stimulationen. Frau Schubert erzählt, sie sei damals elf Jahre alt gewesen und in die sechste Klasse des Gymnasiums gegangen. Die Oma sei 81 Jahre alt geworden und wohnte bei ihnen unten im Haus. Sie hatte Frau Schubert in den Jahren davor vor den Übergriffen des Vaters geschützt. Die Oma sei sehr gesund gewesen, »megafit«. Eines Nachts sei Frau Schubert aus dem Schlaf aufgewacht, weil unten großer Lärm war. Sie habe von der Treppe aus ihre aufgelöste Mutter gesehen, die sie zurück ins Bett geschickt habe. Sie habe sich versteckt, sei nicht mehr ins Bett gegangen und habe so gesehen, dass der Hausarzt kam. Er habe versucht, die Großmutter, die aus dem Bad gezogen wurde, zu reanimieren, dann sei ein Notarztwagen gekommen und noch mehr Ärzte. Die Oma habe um den Mund herum geblutet. Zuletzt sei die Oma in einen Sack gesteckt und abtransportiert worden. Die Eltern hätten nicht gesehen, dass sie das beobachtete. Am nächsten Morgen sagte die Mutter, dass die Oma tot sei und wollte sie trösten, was sie selbst aber nicht wollte. Sie dachte, sie sei schuld am Tod der Großmutter und dass der Vater sich mit der Großmutter wegen ihr gestritten und sie dann geschlagen habe und dass das der Grund für ihren Tod sei. Es ging ihr dann so schlecht, dass sie am Tag der Beerdigung kaum mitgehen konnte und sich ständig übergeben musste. Danach habe ihre Bulimie-Zeit angefangen. Sie sei innerlich bei der Beerdigung der Großmutter gar nicht dabei gewesen.

Ich bitte Frau Schubert, unter erneuter Stimulation die Episode innerlich abzuscannen und nach belastenden Momenten abzusuchen.

Situation: Die Oma wird aus dem Bad rausgezogen.
Negativer Gedanke: Ich bin schuld.
Positiver Gedanke: Es hatte nichts mit mir zu tun.
Emotionen: Schuld, Trauer
Körpergefühl: Kloß im Hals
Belastungsgefühl (0–10): 9
Stimmigkeit des positiven Gedankens (1–7): 3

Nach 30-maligem Stimulieren mit dem Buzzer sagt Frau Schubert »Stopp« und beschreibt eine innere Betäubung. Wir besprechen lange, dass sie damals große Angst hatte vor dem, was nun, da die Oma sie nicht mehr beschützen konnte, auf sie zukommen würde. Nach einem neuen Set mit 100-maliger Stimulation, bei dem Frau Schubert sehr weint, sagt sie abermals Stopp und beruhigt sich. Ich webe ein, dass sie den Abschied von der Oma vielleicht einbauen kann, weil sie sich damals auf dem Friedhof ja wegen ihres schlechten Zustandes gar nicht mehr verabschieden konnte. Beim nächsten Set weint Frau Schubert sehr, beruhigt sich aber von selbst und beschreibt, dass sie sich verabschiedet hat, die Hand der Großmutter hielt und ihre Decke auf die Großmutter legte. Nach kurzer Erholungspause stimulieren wir dieses Bild noch 100 Mal langsam, und Frau Schubert ist deutlich beruhigt. Vor der Mittagspause führe ich mit ihr die Lichtstromübung durch.

Wir fahren am Nachmittag fort mit dem Ereignis 4. Den Tod der Großmutter nennen wir 4a und die nachfolgende Missbrauchsreihe mit dem Vater 4b.

Wir beginnen mit einer langsamen Stimulation des Abschiedes von der Oma und nehmen es als Ressource, verzichten auf Vier-Elemente-Übung und Lichtstromübung. Frau Schubert weint zunächst leise, ihr Atem wird dann ruhiger, den Guhl hält sie fest in den Armen und ich verstärke mit »Ja«. Wir wählen danach ein Symbol für den Abschied von der Oma aus, und sie entscheidet sich für »Umarmung«. Dann nehmen wir die zweite belastende Situation, hier Situation 4a, als die Oma in dem Sack rausgetragen wird.

Bild: Die Männer machen den Reißverschluss zu.
Negativer Gedanke: Ich bin allein.
Positiver Gedanke: Sie ist in meinem Herzen.
Emotionen: Verzweiflung, Angst
Körpergefühl: Druck in Brust und Bauch
Belastungsgefühl (0–10): 7
Stimmigkeit des positiven Gedankens (1–7): 5

Nach einem langen Set, bei dem Frau Schubert weint, sagt sie: »Die haben sie einfach mitgenommen.« Bei dem zweiten Set webe ich ein: »Zum Glück hatte sie ja Ihre Decke.« Bei einem dritten Set stellt Frau Schubert sich vor, dass die Großmutter in die Decke eingewickelt ist, während sie in den Sack gelegt wird.

Der Belastungslevel der Gesamtsituation 4a ist bei 4. Wir machen zwei weitere Sets, bei denen Frau Schubert langsam atmet, zunächst weint, dann wird es ein bisschen besser, und beim letzten Set, bei dem ich die Sätze »Sie ist in Ihrem Herzen; es besteht eine Verbundenheit; es bleibt die Umarmung« sage, sinkt die Belastung auf 2.

Übergriffe durch den Vater – letzte Stichworte nochmal angeschaut. Hätte nie gedacht, dass ich mit so wenig Panik und Angst, wenn auch nur mit ganz vielen mächtigen Helfern, diese Sachen anschauen kann. Ich bin froh, als die Anspannung weniger wird, und habe eine absolute Panik vor dem Kommenden.

Dem Tod von Oma.

Meine Oma liegt blutend im Flur und ich bin schuld. Zu sehen, wie der Arzt aufgibt und auch die Notärzte wieder gehen. Meine geliebte Oma. Heute hole ich meine Decke, renne die Treppe runter und decke Oma zu, hole einen warmen Lappen und wasche ihr das Blut aus dem Gesicht. Jetzt sieht sie ganz friedlich aus. Ich nehme ihre Hand und lege mich mit dem Kopf auf ihre Brust und weine. Ich kann nie wieder mit ihr in den Garten gehen. Ich bin ganz alleine. Sie kann mich nicht mehr schützen. Es ist gut, dass ich mich jetzt richtig von dir verabschieden kann. Das war mir vorher nicht so klar, dass ich gar keine Zeit hatte, dich festzuhalten, deine Hand zu halten und dich nochmal zu umarmen. Das mache ich heute. Du wirst für immer bei mir in meinem Herzen sein. Wenn ich mich in die schwarze Decke einrolle, werde ich an dich denken als meine Kraftquelle, meinen Lieblingsmenschen, der mich geliebt und geschützt hat. Deine offenen Arme und die Kraft deiner Umarmung haben mich schon sehr weit getragen und werden mich jetzt auch bewusster noch als Symbol und Ressource begleiten. Meine Tränen als Perlen veredeln – was für eine schöne Idee – danke! Da ist schon ein ganz großer See aus Perlen, meine Oma hätte die bestimmt für irgendein soziales Projekt in Afrika gespendet ☺! Ich mag das Bild und werde nach dem Abschied ruhiger darüber, wie sie gegangen ist. Wenn meine plüschige schwarze Decke die Oma umhüllt, hat sie es weich und warm in diesem Sack. Der Moment, als die Bestatter den Reißverschluss zuziehen, ist nochmal heftig. Ihr Gesicht mit ihren schönen blauen Augen ist weg. Der Schock, die Verzweiflung, die Angst damals waren riesig. Jetzt weiß ich, dass sie gut eingepackt ist, dass ich nicht schuld bin an ihrem Tod und dass sie sich ihren Tod immer genau so gewünscht hat: »Einfach umfallen und bei Jesus sein.« Vermutlich hat sie gedacht, das passiert erst, wenn ich größer bin und alt genug, um meine Schwester und mich zu schützen. Oma zu verabschieden ist schwer, aber auch gut. Ihre Umarmung bleibt mir und ihre Power und ihre Kraft.

Sie erzählt mir unter Stimulation, dass, nachdem die Oma im März gestorben war, die Schwester ihrer Mutter für einige Wochen bei ihnen wohnte und sich um die Mädchen kümmerte. Die Tante sei nach Ostern wieder von ihrem Mann abgeholt worden. Ihre Mutter sei völlig fertig gewesen, habe sich ganz viel zurückgezogen, sei meistens in ihrem Atelier über dem Familienschuppen zum Malen gewesen. Frau Schubert selbst hatte große Angst um die Schwester und passte immer auf, begleitete sie ins Bad. An einem Abend dachte sie, die Schwester sei im Bad, sie fand dort aber den angetrunkenen Vater vor. Er sagte zu ihr, sie müsse ihn noch einmal beruhigen, legte wieder die Decke (»das Deckending«) auf den Boden und versuchte in sie einzudringen. Sie verspannte sich total. Er reagierte extrem sauer und verletzte sie.

An dieser Stelle weint Frau Schubert sehr. Ich unterbreche und frage, wen sie in die Situation dazunehmen kann. Sie entscheidet sich für ihren Ex-Freund Stefan, den wir in das Bild einfügen, und sie stellt sich vor, wie Stefan gegen den Vater kämpft. Er nutzt ein Laserschwert, mit dem er das Messer des Vaters besiegt. Er schrumpft den Vater und verstaut ihn in einem Glaskasten. Danach machen wir die Lichtstromübung. Die Belastung ist inzwischen auf 5–6 gesunken und wir suchen einen positiven Satz für 4b. Frau Schubert entscheidet sich für »Es ist vorbei und ich heile«. Die Stimmigkeit dieses Gedankens liegt bei 5. Dann mache ich eine langsame Stimulation 100 Mal und webe währenddessen ständig ein: »Es ist vorbei und Sie heilen. Es ist vorbei und Sie heilen und der kleine Stern wird ganz gesund.« Danach ist die Stimmigkeit bei 6.

Es folgt ein Abscannen von 4b nach belastenden Punkten. Frau Schubert bleibt in ihrer Vorstellung dabei, dass der Vater geschrumpft und in einem Glaskasten von Stefan bewacht wird. Sie findet vier belastende Punkte.

Punkt 1

Die schmerzenden Wunden, die der Vater ihr zugefügt hat. Sie erfindet sich eine Hexe aus *Harry Potter*, die die Wunden versorgt, und zwar an der Nordsee, wo sie zuletzt in ihrer Fantasiereisen-Vorstellung mit Stefan in Sicherheit war. Nach zwei Sets ist die Belastung zurückgegangen.

Punkt 2

Die kleine Schwester, die sie schützen muss, und die, wenn sie selbst an der Nordsee ist, einen anderen Schutz braucht. Nach zwei Sets hat sie etwas gefunden, was sie schützt: ein mächtiger Löwe aus dem Märchen *Narnia*.

Punkt 3

Es fällt Frau Schubert schwer, das zu benennen; sie umschreibt mit »Nichts fürchterlich Neues«. Ich reframe »Also etwas Fürchterliches Altes«. Es geht darum, dass sie ihren Körper nach den Übergriffen einige Zeit nicht gespürt hat. Ich webe psychoedukativ einiges von peritraumatischer Dissoziation ein, normalisiere das Phänomen und bitte Frau Schubert, mit dieser Information nochmals zu prozessieren. Sie reagiert im ersten Set stark körperlich, beruhigt sich dann und sagt, dass die Schutzvorstellung ein tröstender Gedanke ist.

Punkt 4

Hier tauchen sexuelle Gefühle auf, die während der Vergewaltigungen auftraten. Wir erarbeiten den negativen Gedanken »Ich bin selber schuld« und den positiven Gedanken »Ich bin normal und mein Körper funktioniert«. Ausgehend von einem Belastungsgefühl von 7 und einer Stimmigkeit des positiven Gedankens von 4–5 machen wir ein Set von 100 Stimulationen. Frau Schubert sagt, es sei okay. Ich glaube inzwischen verstanden zu haben, dass sie, wenn sie Sätze wie »Es ist okay« oder »Es ist besser geworden« sagt, nicht detaillierter beschreiben kann oder möchte, was in ihr vorgeht, habe sie auch einmal danach gefragt, und wir haben verabredet, dass ich dann nicht weiter nachhake.

Dann vereinbaren wir eine 20-minütige Pause.

Ich glaube es nicht, dass ich es auf die Reihe bekommen habe, Frau Altmeyer das zu erzählen! In meinem Kopf ist es so chaotisch und laut, das Kleine brüllt, die Monster toben und wollen mich schützen und vor allem das Kleine! Diese Starre schleicht sich an. Ich brauche alle Kraft, um hierzubleiben! Es war bei 4a schon sehr laut, da haben sie geschrien, aber kein Vergleich zu dem Gebrüll jetzt. »Lass sie in Ruhe, sie hält das nicht aus, wir kotzen uns doch schon tot und trotzdem kommt sie nicht klar!« Hallo?? Ich bin keine elf mehr, ich bin 44 Jahre und ihr dürft mir gerne helfen und den Rücken stärken! Nur seid leiser, ich kann gar nicht verstehen, was Frau Altmeyer sagt. Sie fragt, ob sie mir helfen darf – Ja, bitte, bitte! Mir fällt aus irgendeinem Grund sofort Stefan als Helfer ein, vielleicht, weil er so starke Gefühle empfinden konnte. Er stellt sich zwischen meinen Vater und mich und schützt mich mit einem Laserschwert und einem Schutzzauber. Mein Vater wird ganz klein und wird durch den Zauber eingesperrt. Ich bin unter meiner Decke und Stefan nimmt mich in den Arm und wir beamen uns zur Nordsee, direkt ans Meer, in eines dieser Steinhäuschen, die auch bei Flut und starkem Wind sicher sind. Sicher und geschützt und weit weg von diesen fürchterlichen Schmerzen, der Angst und der Ohnmacht und dieser Starre, dem Nicht-mehr-in-mir-Sein, dem Wegbeamen aus meinem Körper.

Frau Altmeyer erklärt mir, dass diese Depersonalisation ein Schutz für das ganz Kleine ist. Bemerkenswert – zwar relativ unflexibel, aber hocheffektiv, um kleine Menschen zu schützen. Sie hat recht – was hätte ich als Kind schon anderes machen können. Diese Erklärung leuchtet mir absolut ein und beruhigt mich sehr. Liebe Starre – danke, dass du da warst, um mich zu schützen und schlimme Gefühle von mir wegzuhalten! Es wäre günstig, wenn wir uns in Zukunft besser abstimmen könnten, damit ich, wenn ich mich selber schützen kann, flexibler bin. Das üben wir noch.

Frau Altmeyer kennt mich mittlerweile wirklich sehr gut und hat gemerkt, dass da noch etwas ist, von dem ich noch nie jemandem erzählt habe: dass mein Körper mitreagiert hat und ich mich geschämt habe und so schuldig und dreckig gefühlt habe. Ich fühlte mich so verwirrt und habe nicht verstanden, was da passierte. Diese Gefühle sind heute auch stark. Frau Altmeyer sagt, dass das eine normale Reaktion meines Körpers war und dass das eigentlich nur zeigt, dass mein Körper richtig funktioniert, und theoretisch weiß ich, dass das stimmt. Mein Psychologe hat gesagt, ein kleines Kind kann nicht schuldig sein – nur habe ich ihm bisher nichts von dieser Körperreaktion erzählt. Ich verstehe und fühle heute, dass das stimmt, dass ich normal und gesund bin und dass mein Vater der Schuldige ist. Das fühlt sich heute richtig an und macht mich ruhiger und erleichtert mich. Vermutlich habe ich bewusst/unbewusst vergessen aufzuschreiben, was mir auch sehr schwerfiel: Um meine Verletzungen hat sich nie jemand gekümmert, auch ich selbst damals nicht. Ich habe mich einfach eingerollt und totgestellt, bis der Schmerz nachließ und die Blutungen aufhörten. Dann bin ich in mein Bett gekrochen, immer dick in ein dunkles Handtuch eingepackt, damit bloß keine Flecken auf Bettwäsche oder Schlafanzug kamen. In den Zeiten, in denen ich mich selbst verletzt habe, habe ich es tatsächlich genauso gemacht.

Heute stelle ich mir die gute Hexe McGonagall vor, eine mächtige Zauberin, die ganz sanft, nur mit Licht, ohne Schmerz und ohne mich zu berühren meine Wunden schließt und die Narben verblassen lässt. Ich bin immer noch an der Nordsee und ich heile. Ich bin in Sicherheit und ich heile.

Ich find's ganz schön zu sehen, wie sehr sich Frau Altmeyer freut, und dass sie die Woche wohl ganz gut fand bisher, finde ich gut. Ich habe ja irgendwie immer auch Ängste, andere zu enttäuschen oder mein Gegenüber zu verletzen oder zu überfordern. Diese Ängste und diesen Stress hatte ich diese Woche kaum, ich hab einfach das gesagt, was in mir war, und hatte immer das Gefühl, dass das okay ist und alles einfach sein darf. Das hat mich total entlastet. Die befürchtete hypertensive Blutdruckkrise ist nicht eingetreten. Ganz im Gegenteil – jetzt muss ich vermutlich eher Betablocker reduzieren, vielleicht ja auch, weil sich einige innere Anspannungen und Stressoren, die ich schon ewig mit mir rumtrage, gelöst haben.

Auf jeden Fall bin ich total erleichtert, dass es auch bei 16 Punkten auf der Traumalandkarte Hoffnung gibt. Und irgendwie fühlt sich mein Inneres gerade zwar aufgewühlt, aber ganz okay an – so, als würde sich da gerade einiges neu ordnen.

In der letzten Stunde an diesem Tag wenden wir uns der Situation 1 zu. Ich bitte Frau Schubert zunächst, die Geschichte ihrer Geburt und ihrer Hüftluxation zu erzählen. Wir benutzen dabei keinen Buzzer. Sie erzählt, von ihrer Mutter wisse sie, dass die Geburt sehr lange gedauert habe und sie mit der Zange geholt worden sei. Die Mutter sei danach wegen Blutungen und eines insgesamt schlechten Zustands auf eine Intensivstation und sie selbst zu ihrer Oma gekommen. Sie sei nicht gestillt worden. Von Geburt an habe sie eine Hüftluxation gehabt und habe schon früh Krankengymnastik nach der Methode Bobath machen müssen. Zur Krankengymnastin seien sie immer mit dem Auto gefahren, in eine Richtung, in die ihre Mutter normalerweise nicht fuhr. Die Mutter habe nicht dabeibleiben können, weil die Krankengymnastik für das Kleinkind, das Frau Schubert damals war, so belastend und schmerzhaft gewesen sei, dass es immer viel brüllte – das habe die Mutter nicht aushalten können. Die Krankengymnastin sei sehr rabiat gewesen und habe ihr einmal auch den Arm ausgekugelt. Die Mutter habe sie dann ins Krankenhaus gefahren und der Arm wurde wieder eingekugelt. Die Mutter habe auch erzählt, dass sie ein Jahr lang eine Spreizhose tragen musste und dass ihre Haut sehr allergisch darauf reagiert habe. Auch auf ein Armband, das sie nach der Geburt angezogen bekam, habe die Haut allergisch reagiert. Sie habe keine Pampers und kein Plastik auf der Haut vertragen. Sie konnte wegen der Spreizhose auch nicht so schnell krabbeln wie die anderen Kinder. Die Mutter habe ihr auch erzählt, dass sie Angst vor Frauen mit dunklen Haaren, wie die Krankengymnastin, hatte und dann immer weinte. Eine Geschichte, die ihre Mutter ihr auch heute noch erzähle und die immer sehr peinlich sei, ist, dass sie als Kind immer sehr leicht erschreckt war und sich dann auf den Boden warf und zusammenrollte.

Ich biete Frau Schubert an, dass ich diese Geschichte jetzt noch einmal erzähle, beginnend bei dem kleinen Stern Therese, den sie schon kennengelernt hat, und aus dessen Perspektive. Sie willigt ein und bekommt von mir die Aufgabe, diese Geschichte mitzuschreiben und sie selber auszuformulieren.

Ich erzähle folgende Geschichte:

»Es war einmal ein kleiner Stern. Dieser Stern war aus der Liebe zweier Menschen heraus entstanden, die sich sehr nahkamen und komplett miteinander verschmolzen. Der Stern wanderte in die Gebärmutter und baute sich dort ein warmes Nest und Kissen, die Plazenta, den Mutterkuchen, der ihm einen guten Schutz bot und gute Nahrung. Der kleine Stern wuchs in seinem ersten Zuhause, der Plazenta, zu einem gesunden Fötus heran, der sich in diesem Zuhause so richtig wohlfühlte.

Als die Zeit gekommen war und das kleine Mädchen Therese, das es inzwischen schon war, merkte, dass es in die Welt wollte, sendete es Signale an seine Mutter und die Geburt begann. Das Gute war, dass das Mädchen den richtigen Zeitpunkt gewählt hatte und stark genug war, jetzt in die Welt zu kommen. Gut war auch, dass das Mädchen genau spürte, dass es das schön langsam machen wollte, mit ausreichend Zeit. Das Schlechte war, dass die Ärzte und

Hebammen in der Klinik ungeduldig waren und dem Mädchen nicht die Zeit ließen, die es eigentlich wollte, um in die Welt zu kommen, und mit einer Zange nachhalfen. So passierte es, dass das Mädchen nicht ganz heil war, als es auf die Welt kam, und dass die Hüften luxiert waren. Außerdem hatte die Mutter durch diese beschleunigte Geburt viel Blut verloren und konnte dem Mädchen in den ersten Wochen nicht zur Verfügung stehen, weil sie auf der Intensivstation wieder gesund werden musste. Das Gute war, dass die Großmutter des Mädchens sich um es kümmern konnte und ihm Liebe und Zuwendung schenken konnte. Das Gute war auch, dass das Mädchen dies gut aufnahm und gut für sich gebrauchen konnte. So war es auch dankbar für das Essen, das die Großmutter ihm gab. Das Schlechte war, dass das Mädchen noch lieber die Muttermilch gehabt hätte, die Mutter es aber nicht stillen konnte, da sie im Krankenhaus war. Das Gute war, dass das Mädchen von Beginn an ein sehr gutes Gefühl dafür hatte, was gut für es war. Auch seine Haut merkte genau, was gut und was schädlich war. So reagierte die Haut immer ganz schnell auf Stoffe, die schädlich waren, sodass die Umgebung sehen konnte, wenn etwas nicht gut für seine Haut war.

Das Mädchen war nun mit einer Hüftluxation auf die Welt gekommen. Das Gute war, dass man mit einer Spreizhose und Krankengymnastik dagegen etwas unternehmen konnte, sodass die Beine schließlich heil wurden. Das Schlechte war, dass die Frau, die Krankengymnastik mit ihr machte, wenig Gefühl für Kinder hatte und zu heftig war in ihren Übungen, sodass sie dem Mädchen häufig wehtat. Das Gute war, dass das Mädchen das zeigen konnte durch Schreien und Brüllen und dass es auch der Mutter immer schon früh signalisierte, dass es nicht zu dieser Frau wollte. Leider war die Mutter keine starke Frau und konnte nicht mit dem Mädchen dort bleiben, weil sie das Schreien nicht aushielt. Das Gute war, dass das Mädchen so stark war, dass es die Prozedur trotzdem überstand und dass es dann ganz vorsichtig war gegenüber Frauen, die so oder so ähnlich aussahen wie diese Krankengymnastin.

Diese Krankengymnastin war so unsensibel, dass sie dem Mädchen sogar einmal den Arm auskugelte. Das Gute war, dass die

Mutter sie dann sofort ins Krankenhaus fuhr und die Verletzung wieder geheilt werden konnte. Das Gute war, dass das Mädchen auch in Bezug auf seine Hüften ein sehr feines Gespür hatte und erst spät mit dem Krabbeln anfing, um seine Hüften zu schonen. Auch als es anfing zu laufen, sorgte es dafür, dass es noch viel auf dem Boden war, um so die Hüften zu schonen. Es ließ sich auch nicht durch Druck von der Mutter oder anderen Kindern beirren, sondern blieb sehr konsequent bei seinen Verhaltensweisen. Es war auch durch die schlechten Erfahrungen sehr vorsichtig geworden und reagierte immer sofort auf Gefahr, indem es sich auf den Boden warf und zusammenrollte, was sehr gut dafür war, dass die Hüften noch mehr geschont wurden, weil es sich eine Sicherheitsstellung geschaffen hatte.«

Tag 5

Der letzte Tag. Die Stimmung zwischen uns ist gut, die Therapie hat bisher gut funktioniert. Jetzt geht es um letzte Feinarbeiten und einen guten Abschluss.

Frau Schubert und ich resümieren, welche Punkte noch wie belastend sind.

Wir beschließen, die Ereignisse 2, 4b und 7 noch einmal mit EMDR zu bearbeiten und danach die Ereignisse 14, 15 und 16.

Ereignis 2 (sexuelle Übergriffe durch den Vater als Kleinkind)

In meinem Zimmer stehen auf der Fensterbank zwei Wende-Plüschtiere: Das eine ist ein Frosch, in dessen Inneren ein Prinz, bzw. ein Prinz, in dessen Innerem ein Frosch steckt; das andere ein Schaf, das einen Wolf, bzw. ein Wolf, der ein Schaf beinhaltet. Diese Puppen verdeutlichen, dass die meisten Dinge mehrere Seiten haben, dass Schwarz und Weiß zusammengehören, und meine Patient:innen sind oft fasziniert, wenn ich ihnen die andere Seite der Plüschfiguren zeige.

Bevor wir weitermachen, verspreche ich Frau Schubert, dass ich ihr danach erzähle, was es mit dem Frosch auf sich hat. Ihre innere Anspannung ist bei 3. Sie möchte keine Vier-Elemente-Übung machen. Wir

Tab. 3: Ereignis und Belastungsgrad

Ereignis	Belastungsgrad
1	2–3
2	3–4
3	2
4 a	2–3
4 b	3–4
5	1
6	1
7	3
8	1
9	1–2
10	0
11	2–3
12	0–1
13	0–1
14	2
15	1–2
16	1–2

überlegen uns, was sie sich mitnimmt. Sie entscheidet sich für den Guhl, die Oma, den Schrumpfzauber, die jeweils alle aus dem Guhl kommen.

Erinnerung: Schlechte Luft
Körpererinnerungen: Panik, Ohnmacht

Frau Schubert geht damit in Kontakt und ich prozessiere mit dem Buzzer, webe ein »Ja« und »Sie können Stopp sagen«. Nach 100 Stimulationen sagt Frau Schubert, es sei schon ganz okay. Der Körper sei komisch. Sie habe sich noch ihre inneren Monster vorgestellt, die sie jetzt allerdings als ganz hilfreich erlebe. Wir scherzen, dass sie eine neue Job-

Beschreibung für ihre inneren Monster anfertigen muss, da sie ihr mit ihrer Energie jetzt zur Verfügung stehen.

Beim nächsten Set, das ich mit »Ja«-Einweben unterstütze, atmet Frau Schubert nach kurzer Zeit ruhiger, weint dann leise und beruhigt sich zunehmend. Sie sagt, dass es mit der Luft einigermaßen ging, da sie sich in der Vorstellung hingestellt hat, aber noch Bauchschmerzen da seien. Sie webt sich für die Bauchschmerzen noch die Hexe ein. Nach zwei weiteren Sets ist die Belastung auf 1–2 gesunken, die Stimmigkeit des positiven Gedankens liegt bei 7. Frau Schubert erzählt, dass der Raum ganz voll von Helfern gewesen sei.

Ereignis 4 (sexuelle Übergriffe durch den Vater nach dem Tod der Großmutter)

Diesmal stelle ich Frau Schubert in Aussicht, danach zu erfahren, was es mit dem Schaf hinter mir auf sich hat.

Ihre Anspannung ist bei 4–5. Wir machen die Vier-Elemente-Übung. Danach ist die Anspannung bei 2. An Ressourcen nimmt sie sich Stefan, den Guhl, die Decke, die Hexe, die Oma und die anderen Monster mit. Ich mache einige Sets, webe ein »Sie können Stopp sagen« und »Ja«. Nach 60 Mal sagt sie Stopp: Es sei zu schmerzhaft, sie versuche jetzt, sich selbst direkt an der Nordsee vorzustellen. Sonst sei es zu schwierig. Nach zwei weiteren Sets ist es besser. Sie sagt, sie habe immer noch Angst und Erinnerungen an die Schmerzen. Die werden dann weniger. Ich sage zweimal laut den positiven Satz, den wir wiederholen (»Es ist vorbei und ich heile und heute bin ich stärker als er.«) Nach einem weiteren Set ist es gut. Die Belastung ist bei 1–2, die Stimmigkeit steigt auf 6–7.

Wir ziehen danach ein Zwischenresümee. Frau Schubert sagt, es sei anstrengend gewesen, aber ganz okay, auf eine erstaunliche Art und Weise. Es sei wenig Lärm in ihrem Kopf. Gut sei, dass die Helfer von Anfang an da seien. Mit der Vorstellung ginge es viel schneller.

Ereignis 7 (Starkstromschlag)

Die Anspannung ist bei 3–4. Frau Schubert braucht keine Vier-Elemente-Übung. Ressourcen, die sie mitnimmt, sind Guhl, Monster, Oma, sie selbst, die das kleine Wesen schützen, und ein See aus Sauerstoff für das Herz. Nach zwei Sets hat sie das Herz im See platziert. Die Oma hat das Kleine, und es ist ansatzweise eine Starre durch den Gedanken an die Intensivstation da, nach zwei weiteren Sets sind die Sätze »Es ist lange her« und »Es ist gutgegangen« wichtig, und dass alle Teile in ihr noch lebendig sind. Die Belastung sinkt auf 2. Die Stimmigkeit steigt auf 6, dann auf 6–7. Die Belastung sinkt schließlich auf 1–2. Danach machen wir die Lichtstromübung.

Ereignisse 14 (Zahnoperation) und 15 (Herzkatheter)
Hier ist die Belastung inzwischen 0.

Ereignis 16 (Operation Abszess)
Hier ist die Belastung 2, sodass wir die 16 noch einmal ins EMDR nehmen.

Bild: Das Bild ist das des aggressiven Chirurgen.
Negativer Gedanke: Ich habe keine Kontrolle und bin ausgeliefert.
Positiver Gedanke: Ich habe es überstanden.
Emotionen: Angst
Körpergefühl: Herz und Bauch
Belastungsgefühl (0–10): 4
Stimmigkeit des positiven Gedankens (1–7): 5–6

Welche Ressourcen nimmt Frau Schubert mit? Nach zwei Sets mit Einweben »Sie haben es überstanden« und »Ja« sinkt die Belastung auf 1 und die Stimmigkeit steigt auf 7.

Dann beginnen wir damit, Trigger und Zukunftsprojektionen zu bearbeiten. Es gehört mit zu dem üblichen Vorgehen bei EMDR, dass nach der Bearbeitung der vergangenen Situation auch nach Triggern in der Gegenwart, die unerwünschte Symptome auslösen können, oder Befürchtungen für zukünftige Situationen, die mit der traumatischen Situation zu tun haben, gefragt wird. Auch diese kann man mit EMDR bearbeiten. Für Frau Schubert finden wir einen Trigger und zwei Zukunftsprojektionen:

Trigger: Folie
Bild: Folie
Negativer Gedanke: Ich bin ausgeliefert.
Positiver Gedanke: Ich kann selbst auswählen und entscheiden, wann ich kotze.

Nach zwei Sets sinkt die Belastung auf 2, dann auf 1, die Stimmigkeit steigt auf 7.

Zukunftsprojektion 1: Ein langer Zahnarztbesuch
Schlimmster Moment: Kurz vor dem Kontrollverlust
Bild: Sie liegt auf dem Stuhl mit dem Kopf tief nach hinten.
Negativer Gedanke: Ich verliere die Kontrolle.
Positiver Gedanke: Ich bin in guten Händen.
Emotionen: Ohnmacht, Angst
Körpergefühl: Druck in Bauch und Hals
Belastungsgefühl (0–10): 5
Stimmigkeit des positiven Gedankens (1–7): 5

Nach einem Set sagt Frau Schubert, es sei nicht so gut. Ich gebe zu bedenken, dass vielleicht der positive Gedanke nicht stimmt. »Ich bin in guten Händen« impliziert Abhängigkeit von anderen. Wir suchen einen anderen Gedanken. Der heißt dann: »Ich bin in der Lage, die Kontrolle zurückzugewinnen.«

Als Beweis dafür, dass Frau Schubert in der Lage ist, die Kontrolle zurückzugewinnen, gebe ich ihr zu bedenken, dass sie in unserem fünftägigen Prozess jetzt schon mindestens 50 Mal die Kontrolle ganz schnell wieder zurückgewonnen hat. Nach zwei weiteren Sets, in denen sie sich einen nassen Hundegeruch vorgestellt hat, ist sie wesentlich ruhiger und sie sagt, es sei gut. Nach erneuter schneller Stimulation sinkt die Belastung sogar auf 0. (Hierzu webe ich ein, dass sie Kontakt zu einer sich gut anfühlenden Körperstelle aufnehmen und hin und her pendeln solle zwischen unangenehmem und gutem Gefühl.) Zuletzt gähnt sie sogar unter der Stimulation.

Zukunftsprojektion 2: Ein schreiender Mann
Negativer Gedanke: Ich kann mich nicht wehren.
Positiver Gedanke: Ich bin mindestens genauso laut und stark.

Nach zweimaligem Prozessieren sinkt die Belastung auf 1 und die Stimmigkeit steigt auf 7.

Probehalber schreien wir beide ganz laut. Frau Schubert schreit lauter als ich.

Dann beenden wir die Sitzung, machen uns gegenseitig noch Geschenke. Ich schenke ihr eine Karte mit »Der Abwasch kann warten, das Leben nicht« und eine mit einem schönen Landschaftsmotiv. Darauf schreibe ich ihr die positiven Sätze von den Ereignissen 2, 4 und 7: »Ich hatte Hilfe und ich habe überlebt«, »Es ist vorbei und ich heile, und heute bin ich stärker als er« und »Es ist gutgegangen und wir haben alle überlebt«.

Frau Schubert macht ein Selfie von uns beiden. Dann übergibt sie mir ein Heft, in dem sie täglich aufgeschrieben hat, wie sie die Sitzungen erlebt hat, worüber ich mich sehr, sehr freue – auch ich habe die Sitzungen protokolliert und kündige ihr an, ihr die Protokolle zukommen zu lassen. Auf die letzte Seite des Heftes hat sie ein paar Zeilen an mich geschrieben:

Liebe Frau Dr. Altmeyer!
Vielen, vielen Dank für diese wahnsinnig intensive Woche! Ich habe so viel Neues und Lebensbereicherndes gelernt, dass ich tatsächlich anfange zu glauben, dass ich »heil« werden kann. Die Geschichte von dem kleinen Stern, die Sie mir erzählt haben, hat mich tief berührt, und ich werde diese Geschichte auf jeden Fall weiterschreiben. Ich bedanke mich auch besonders für die vielen individuellen Hilfestellungen und für Ihren Humor. Ich habe mich bei Ihnen sehr sicher gefühlt und in keiner Situation alleingelassen. Das war am Anfang der Woche auch eine große Angst von mir, ob ich einem so fremden Menschen überhaupt vertrauen kann. Sie haben es mir da sehr leicht gemacht! Danke!
Ihre Therese Schubert

Am Ende stehen wir uns gegenüber, und als ich sie frage, wie wir uns verabschieden sollen, sagt sie, dass sie mich umarmen möchte, und wir umarmen uns ganz innig, was besonders ist, da ich sie, abgesehen vom Händedruck, die ganze Woche nicht berührt habe, so wie sie es sich am Anfang gewünscht hatte.

Zwei Tage später schickt sie mir eine Mail mit ihren Aufzeichnungen nach den letzten zwei Sitzungen:

Situation 2 – diesmal sind die plüschige Decke, der Kuschelguhl, meine Oma und der Riesenguhl direkt da, und trotzdem bekomme ich Panik, als ich meinen Vater sehe, aber er schrumpft schnell und wird klein. Aber er brüllt – es wird wieder besser, als meine Oma das Licht ausmacht und ich mich aufsetze. Es stehen wieder viele Leute bei Oma und ich bekomme schnell besser Luft. Das Kleine wimmert nur, ich bringe es ins Kreuz. Meine Monster sind heute erstaunlich friedlich und helfen mir sogar – sie sind wie eine Art plüschiger Wall. Ich hatte Hilfe und ich habe überlebt – es passiert nie wieder, es ist vorbei. Das fühlt sich total richtig und gut an – erstaunlich.

Situation 4b – beim ersten Hinsehen bekomme ich die Krise, beim zweiten Mal bin ich direkt an der Nordsee, in den Armen von Stefan, und schaue mir das Badezimmer und meinen Vater von dort aus an. Das ist viel besser. Er ist eingesperrt und geschrumpft und es sind ziemlich viele Löwen da. Ein ganz mächtiger bewacht die Zimmertür meiner Schwester und die andern tigern um den Käfig, in dem mein Vater sitzt. Auch jetzt werde ich ziemlich schnell ruhig und bekomme besser Luft. Das Kleine wimmert wieder und Oma singt ihm ein Lied vor, da beruhigt es sich ganz gut. Ich glaube, ein paar Monster sind entstanden, als ich elf war und auf einmal ohne Oma – sie versuchten, mich zu schützen. Die Essstörung ist auf jeden Fall damals entstanden. Die Monster haben die Situation aushaltbarer gemacht. Ich habe angefangen, mich den ganzen Tag mit Essen/Nichtessen und Kotzen zu beschäftigen, bin megamäßig in der Schule abgerutscht, weil ich mich gar nicht konzentrieren konnte, und hab jegliches Interesse an Schule und anderen Dingen verloren. Irgendwie ging's ja nur ums Überleben. »Es ist vorbei und ich heile – und heute bin ich viel stärker als er.« Ja, das stimmt auch genau – ich heile und die Monster müssen sich bald nach einer anderen Beschäftigung umsehen – vielleicht sollte ich ihnen eine Bewerbungsmappe zusammenstellen.

Ich bin vollkommen fasziniert von dem Wolf im Schafspelz – oder dem Schaf im Wolfspelz – wie weich das Schaf ist! Ich freue mich sehr, dass der Prinz, der Frosch, der Wolf und das Schaf sich in der Kiste so wohlfühlen! Das war so eine süße Idee von Frau Altmeyer, nach jeder dieser Situationen diese plüschige Belohnung für mich zu haben! Ich muss jetzt noch grinsen, wenn ich daran denke!

Situation 7: Diesmal stecke ich mein Herz mit seinen Rhythmusstörungen in den See voller Sauerstoff – das ist gut, – und das Gefühl, die Kontrolle zu verlieren, nicht mehr da zu sein, mich nicht zu fühlen, wird ziemlich schnell besser. Die Monster sind wieder sehr kooperativ (unheimlich!) und unterstützen mich, das Kleine wird von Oma beruhigt, und ich gucke mir das ganze Zeug von der Intensivstation von meinem sicheren Ort aus an. »Es ist gutgegangen und wir haben alle überlebt.« Ein ganzes Heer von Schutzengeln muss da unterwegs gewesen sein.

»Schreiende aggressive Männer« sind eindeutig ein heftiger Trigger. Kann mich gerade nur noch daran erinnern, dass erst Frau Altmeyer und dann ich geschrien haben, und ich habe mich noch zurückgehalten. Ich weiß, dass ich sehr laut schreien kann. Cool, dass das in Erinnerung geblieben ist: Ich bin also mindestens genauso laut wie schreiende aggressive Männer, eher sogar noch lauter.

Frau Altmeyer erzählt mir, dass wir 27 Stunden EMDR gemacht haben. Unglaublich! Ich hatte das Gefühl, dass die Beziehung zwischen uns sehr gut war, Frau Altmeyer auch, und ich freue mich, dass sich meine Ängste nicht bewahrheitet haben. Ich bin nicht dissoziiert, ich konnte sie immer ansehen und mich immer wieder in der Realität verankern und trotz der ganzen schweren und chaotischen Gefühle in mir habe ich mich bei ihr sicher gefühlt. So sicher, dass ich nachts sogar schlafen konnte! Unfassbar!!

Ich habe einen Ohrwurm von dem »Mother Earth«-Lied aus dem Chor am Donnerstag. Sehr schön und beruhigend. Ich habe mich getraut, Frau Altmeyer zu umarmen!!!! Unglaublich! Und sie hat sich richtig gefreut – und die Umarmung fühlte sich richtig, warm und gut an! Sogar die Monster waren einverstanden, die werden noch zu richtig zahmen Haustieren ... Die beiden Postkarten sind genial – danke! Ich werde sie wie einen Schatz hüten!

Der Therapieprozess mit Frau Schubert hatte mich tief beeindruckt. Ich hatte versprochen, ihr per E-Mail meine Protokolle von den Stunden zu schicken, sodass nicht nur ich ihre Sicht der Dinge lesen konnte, sondern sie auch die meine. Nach wenigen Tagen bekam ich eine E-Mail ihres Therapeuten. Diese und der E-Mailwechsel mit Frau Schubert und Herrn Franz, zwei weitere Treffen sowie die Telefonate in den Folgemonaten sind Inhalt des nächsten Abschnitts.

3.3 Die Therapie danach

Mail vom 5. Juni 2018

Liebe Frau Dr. Altmeyer,
der Bericht von Frau Schubert hat mich zu Tränen gerührt, haben Sie herzlichen Dank für Ihr engagiertes und mutiges Experiment, das offenbar super geklappt hat.
Viele Grüße
Robert Franz

Mail vom 13. Juni 2018

Liebe Frau Schubert, lieber Herr Franz,
anbei nun die Protokolle von den 27 Stunden mit Intensiv-EMDR. Ich bin neugierig auf Ihre Rückmeldungen! Besonders interessiert mich, ob Sie, liebe Frau Schubert, sich darin wiederfinden oder ob es Situationen gab, die Sie anders in Erinnerung haben, und bei Ihnen, lieber Herr Franz, ob das gut verständlich ist, was ich beschrieben habe. Und alle anderen Rückmeldungen sind auch willkommen!
Herzlich
Ihre
Susanne Altmeyer

Mail vom 14. Juni 2018

Liebe Frau Dr. Altmeyer,
vielen Dank für die Protokolle der EMDR-Sitzungen. Ich kann ganz schwer beschreiben, was ich beim Lesen der Protokolle empfun-

den habe. Zunächst mal vielen Dank, dass Sie sich die Mühe gemacht haben, die ganzen Prozesse mitzuschreiben und zu dokumentieren. Ich habe die Sitzungen ganz ähnlich in Erinnerung wie von Ihnen beschrieben. Ich habe mich von Ihnen sehr verstanden gefühlt. Beim Lesen der Protokolle gestern Abend wurde ich innerlich ruhig und hatte irgendwie das Gefühl, dass sich eine Lücke in mir geschlossen hat. Wie gesagt – schwer zu beschreiben. Die ganzen schweren Lebensereignisse hintereinander und unfassbarerweise für jedes Ereignis eine Lösung zu erfahren, ist einfach total befreiend und gut. So, als könnte ich von außen auf meine Lebensgeschichte schauen und sehen: Ja, so war das – es ist vorbei, und jetzt lebe ich mein Leben und heile weiter – und habe endlich Worte für meine Vergangenheit.

Mhm, ich hoffe, das war halbwegs verständlich, tausendfachen Dank für Ihre Begleitung und für Ihre humorvolle und ehrliche Art!

Alles Liebe von Frau Schubert!

Mail vom 18. Juni 2018

Liebe Frau Dr. Altmeyer,

herzlichen Dank für Ihre bewundernswerten Protokolle und die sich darin darstellende Kompetenz!!!

Sie machen mir Mut für die weitere Arbeit.

Viele Grüße

Robert Franz

Mail vom 13. August 2018

Sehr geehrte Frau Altmeyer,

wie ich hörte, haben Sie heute Abend ein Gespräch mit Frau Schubert.

Sie werden über die Entwicklung vermutlich überrascht sein. Frau Schubert hat sich einige Wochen in sehr guter Stimmung befunden, sozusagen wie neugeboren. Dann setzten nicht nachlassende und immer bestimmender werdende schmerzhafte Periodenbeschwerden ein, die zu einem angesetzten OP-Termin wegen abzutragender Myome führten, vermutlich nicht das einzige Problem in diesem Zusammenhang.

Frau Schubert wurde immer verzweifelter in dieser Fixierung auf den Traumabereich, begann wieder zu trinken und übermäßig zu essen und zu erbrechen, schämte sich für diesen Rückfall und war jetzt am Wochenende aus Selbstschutzgründen in einer Psychiatrie. Leider hatte ich die letzten Wochen auch noch Urlaub.
Wäre eine eintägige Wiederaufnahme für dieses – sozusagen – Rezidiv denkbar?
Viele Grüße
Robert Franz

Mail vom 13. August 2018

Lieber Herr Franz,
danke für Ihre Mail! Ich habe gerade eben mit Frau Schubert telefoniert. Tatsächlich kommen mir die letzten vier Wochen bei ihr wie ein Dauertrigger auf mehreren Ebenen vor:

1. Dauerblutungen und Schmerzen als Missbrauchstrigger
2. OP-Termin als Trigger in Bezug auf die körperlichen Misshandlungen
3. Suizidserie auf der Arbeit als Trigger der Leichenfunde
4. Abwesenheit der helfenden Person (Therapeut) als Triggerung des Verlassenheitstraumas der Kindheit (Tod der Großmutter)

Das war zu viel auf einmal! Kein Wunder, dass sie da zu alten Bewältigungsstrategien gegriffen hat!
Ich habe ihr empfohlen, mit Ihnen zu überlegen, wie sie die OP am 21. vorbereiten kann und habe ihr auch ein paar Tipps gegeben. Und wir haben überlegt, dass sie vielleicht alle sechs Wochen für eine Doppelstunde hierher zu mir kommt, um Auffrischungs-EMDR zu machen – ich glaube, gerade was den gynäkologischen Körperbereich betrifft, ist eine Frau da die einfachere Gesprächspartnerin.
Einverstanden?
Herzlich
Ihre
Susanne Altmeyer

Mail vom 14. August 2021

Liebe Frau Dr. Altmeyer,

das ist ein sehr guter Vorschlag!

Zu Ihrer Triggeraufzählung kommt noch der ständige Dauertrigger des Kontaktes mit den Eltern, also Täterkontakt hinsichtlich des Vaters sowie Schweigegebot gegenüber der Mutter, die offenbar unwissend ist, hinzu.

Alleine das würde normalerweise ja schon ausreichen.

Viele Grüße

Roland Franz

Mail vom 16. August 2018

Guten Abend Frau Dr. Altmeyer!

Am Dienstagabend hatte ich eine Stunde bei Herrn Franz. Er hat nichts dagegen, dass ich alle sechs Wochen zu Ihnen komme und fand das, glaub ich, sogar ganz okay (vielleicht hat er sich ja auch schon bei Ihnen gemeldet).

Vielen Dank noch mal für das Angebot! Ich freue mich sehr auf unsere Stunde am 17.09. und hab irgendwie wieder etwas mehr psychische Kraft, weiter für mich zu kämpfen.

Drücken Sie mir die Daumen für die OP am Dienstag! Ich wünsche Ihnen zunächst erst mal einen erholsamen Urlaub!

Liebe Grüße von Frau Schubert

17. September 2018

Es war schön, Frau Schubert wiederzusehen. Dass es ihr schlecht ging, fand ich angesichts der Dinge, die sich ereignet hatten, nicht verwunderlich. Nach unserem Telefonat hatte sie sich einer Ausschabung unterzogen, wonach die Blutungen einige Tage besser waren, danach waren sie aber so extrem stark wieder aufgetreten, dass sie zehn Tage später noch einmal operiert wurde – diesmal wurden Gefäße in der Gebärmutter verödet. Sie erzählte, nach den Operationen sei sie jeweils stark dissoziiert gewesen und habe auch jetzt noch viele Albträume und Flashbacks. Auch seien ihre Schmerzen noch immer sehr stark und sie bekomme Medikamente dagegen.

Sie erzählte mir auf meine Nachfrage, was sie alles getan hat, um sich zu helfen: Bis zu den Blutungen sei alles prima gewesen, sie habe oft an ihre Ressourcen gedacht, Sport gemacht, sei singen gegangen, habe kaum Alkohol getrunken. Als dann Mitte Juli die Blutungen anfingen, habe sie sich zunächst wegen der Stärke erschrocken, aber gedacht, das hört schon wieder auf. Als es das nach einer Woche nicht tat, sei sie erstmals zu ihrer Frauenärztin gegangen. Zu diesem Zeitpunkt habe sie sich körperlich schon schwach gefühlt. Zwei Suizide und ein Suizidversuch von Patient:innen an ihrer Arbeitsstelle hätten sie zusätzlich psychisch erschüttert. Sie habe zu diesem Zeitpunkt schon gar keine klaren Gedanken fassen können und habe da auch schon gar nicht mehr an ihre Ressourcen gedacht.

Frau Schubert machte einen sehr erschöpften und dünnhäutigen Eindruck auf mich, so als sei ihre Seele wund, und ich fragte sie, ob wir heute nicht lieber etwas sehr Schonendes, Wohltuendes und Stabilisierendes machen sollten. Sie würde über eine Stunde mit dem Auto zurückfahren müssen, deshalb würde ich auf EMDR heute in ihrem geschwächten körperlichen Zustand lieber verzichten. Wir könnten die schwierigen Erlebnisse der letzten Zeit gern mit EMDR behandeln, und zwar an einem Termin mit etwas längerem Vorlauf und wenn sie die Operationen körperlich gut überstanden habe.

Frau Schubert war mit meinem Vorschlag einverstanden – sie wirkte ein wenig erleichtert.

Ich schlug ihr vor, ihr drei Geschichten vorzulesen und suchte die Geschichten »Ein eigenes Maß der Kontrolle behalten«, »Wege zum Schlaf« und »Bad im Regenbogen« aus dem Buch *Auf den Schultern des Windes schaukeln* von Daniel Wilk (erschienen im Carl-Auer Verlag, 2014) aus. Mein Gefühl war, dass sie, um im Bild der »wunden Seele« zu bleiben, Schonung und Balsam für diese »Seele« brauchte, und da ist meiner Erfahrung nach eine gute hypnosystemische Geschichte in sprachlich schönen und klugen Worten eine sehr gute Medizin!

Das Thema Kontrolle, von der die erste Geschichte handelte, suchte ich aus, weil Frau Schubert sowohl die unstillbaren Blutungen als auch die Suizide in ihrer Arbeitsumgebung wahrscheinlich als großen Kontrollverlust erlebt hatte. Es war wichtig, dass sie sich klarmachte und auch fühlte, dass sie an ganz vielen anderen Stellen Kontrolle hat, sodass das Gefühl von Kontrolllosigkeit sich nicht immer mehr ausbreiten und in Dissoziation münden musste.

»Wege zum Schlaf« wählte ich, weil Schlaf das allerbeste Körpererholungsmittel ist und ich mich noch erinnerte, dass Frau Schubert oft nicht gut schlief, was zum Teil auch mit ihren Albträumen zu tun hatte. Für Kinder sind Geschichten, die ihnen von netten Erwachsenen vorgelesen werden, wunderbare Einschlafhilfen, und in der Regel wirkt das Vorlesen auch bei Erwachsenen gut. Und dass selbst ein Schlaf von wenigen Minuten erholsam wirkt, wissen wir aus der Schlafforschung.

»Bad im Regenbogen«, die dritte Geschichte, sollte die Erfrischung nach dem Schlaf sein. Frau Schubert hatte sehr gut auf die Lichtstromübung angesprochen, die ich in unserer EMDR-Woche einige Male mit ihr durchgeführt hatte, und so hoffte ich, dass eine Farb- und Lichtimagination bei ihr auch diesmal funktionieren würde.

Und tatsächlich – nach jeder der Geschichten und einer kleinen Ruhephase danach sah sie ein wenig erholter aus und berichtete jeweils, dass es gutgetan habe. Nach den 100 Minuten, die wir miteinander gearbeitet hatten, bedankte sie sich sehr bei mir – das habe ihr jetzt wirklich geholfen. Wir verabredeten einen weiteren Termin im November.

26. November 2018

Die Frau, die im November mein Zimmer betrat, wirkte wesentlich stärker, gesünder und fröhlicher als die vom September. Sie erzählte, dass es ihr körperlich wieder viel besser gehe. Die Blutungen hätten sich einige Zeit nach der Verödung wieder reguliert. Danach seien Probleme mit dem Herzen aufgetreten, nächtliche Rhythmusstörungen, die sie mit einem Medikament aber inzwischen wieder im Griff habe. Ihr Blutdruck sei erfreulich niedrig.

Da es sie inzwischen sehr störe, dass sie bei Problemen zu Alkohol greife, habe sie sich bei einer Suchthilfestelle beraten lassen und plane jetzt fürs nächste Jahr eine Entzugs- und Entwöhnungstherapie.

Unsere EMDR-Woche habe sich für sie voll gelohnt. Es sei sehr wichtig für sie gewesen, die Erfahrung zu machen, dass es ihr danach viele Wochen so gut ging – dass das für sie überhaupt möglich sei, habe sie vorher nicht gewusst. Somit gebe es jetzt für sie eine richtige Perspektive, und das sei neu. Sie habe sich seither nicht einmal mehr selbst verletzt und nehme viel mehr Hilfe in Anspruch als normalerweise – vorher sei sie noch nie bei einer Suchtberatung gewesen, obwohl das mit dem Alkohol schon lange immer wieder ein Problem sei.

Ihr Gesamtbefinden heute sei viel besser als im September – auf einer Skala von 1–10 hätte sie sich im September bei einer 2 skaliert, jetzt sei sie bei 7 oder 8.

PTBS-Symptome von den Traumata, die wir behandelten, habe sie keine mehr, allerdings träten manchmal Flashbacks von den OPs im August auf.

Ich machte Frau Schubert den Vorschlag, mit ihr gemeinsam die Zeit zwischen dem Beginn der Blutungen Mitte Juli und der zweiten OP auf noch belastende Situationen zu untersuchen und diese dann mittels EMDR zu behandeln. Sie war einverstanden.

Die erste Situation, die sie fand, spielte in der ambulanten Praxis der Gynäkologin vor der Ausschabung. Sie sprach mit einem asiatischen Anästhesisten, der sie nicht richtig verstand, und fühlte sich extrem ohnmächtig und hilflos (entsprechend wählte sie als negativen Gedanken: »Ich bin hilflos und ohnmächtig.«). Tatsächlich war sie danach in der Lage gewesen, die Schwierigkeiten gegenüber der Gynäkologin anzusprechen, und konnte als positiven Gedanken nehmen: »Ich war in der Lage, es zu klären«. Schon nach zwei Sets mit den Buzzern sank die Belastung deutlich ab und die Stimmigkeit des positiven Gedankens stieg, sodass wir uns der zweiten Situation zuwenden konnten:

Nach der Ausschabung wachte Frau Schubert aus der Narkose auf und hatte ganz stark das Gefühl, dass etwas in ihren Unterleib eingedrungen war, was sehr schnell zur Dissoziation führte. Der negative Gedanke war: »Ich war ohnmächtig und hilflos«, als positiven Gedanken fanden wir »Ich war sicher und habe es überstanden«.

Der Belastungsgrad bei dieser Szene lag anfangs sehr hoch, bei 9, und es dauerte einige Sets, bis etwas in Bewegung kam – zuletzt lag er bei 3. Da es für Frau Schubert in Ordnung war und der positive Gedanke deutlich an Stimmigkeit gewonnen hatte (von 2 auf 6), beließen wir es dabei und ich führte am Ende die Lichtstromübung mit ihr durch.

Am Ende der Sitzung verabredeten wir, dass wir uns, da Frau Schubert sich stabil fühlte und außerdem im Januar in die Reha zur Entwöhnungstherapie gehen würde, jetzt erst einmal nicht weiter sehen müssten. Sie werde sich bei mir melden, falls sie weitere Unterstützung mit EMDR brauche.

Mail vom Mai 2019

Liebe Frau Dr. Altmeyer,

vor genau einem Jahr, kurz vor der Fahrt zu Ihnen, saß ich am Sonntag heulend auf meiner Couch und hab stundenlang gebügelt, um mich abzulenken, weil ich nicht wusste, was auf mich zukommt und Angst hatte vor der EMDR-Woche mit Ihnen.

Heute, nach einem Jahr, kann ich Ihnen gar nicht genug danken für diese intensiven Tage letztes Jahr. Die Erfahrung, mich so heil und unbelastet zu fühlen wie in den Monaten nach dem EMDR und die ganzen Erinnerungen und positiven Sätze und Bilder aus der Woche begleiten mich seitdem jeden Tag.

Obwohl es im vergangenen Jahr ja auch heftige Zeiten für mich gab, hat mich dieses Nicht-mehr-ständigweglaufen-Müssen und das Gefühl von Sicherheit und Geschützt-sein durchgetragen. Diese Hoffnung hatte ich vor der Woche bei Ihnen nicht. Ich wusste nicht, dass das auch für mich geht. Ich dachte, ich bin dazu verdammt, ein ganzes Leben nur zu kämpfen und immer und immer wieder zu scheitern. Aber unglaublicherweise habe ich es ja wirklich erlebt: ohne Druck zu sein, zu heilen, und dass der Krieg nach über 40 Jahren endlich vorbei ist. Dass das kleine Wesen, der Stern Therese, leben darf und will. Tausend Dank!

Seit acht Wochen bin ich jetzt in der Sucht-Rehaklinik und werde in zwei Wochen entlassen. Die Alkoholabstinenz (inzwischen 75 Tage) tut mir sehr gut, auch wenn die Gruppen hier für mich nicht immer einfach sind. In der verbleibenden Zeit soll der Suchtdruck in Kombination mit der Angst vor der eventuell anstehenden gynäkologischen Operation Thema in der Einzeltherapie sein, auch mit EMDR. Gerne würde ich nach meiner Entlassung ab und zu für EMDR-Sitzungen zu Ihnen kommen, falls das zeitlich für Sie möglich ist.

Ihre Therese Schubert

Mail vom 14. Oktober 2019

Liebe Frau Dr. Altmeyer, wollte mich nochmal bei Ihnen melden und hoffe, Ihnen geht es gut!

Mir geht es so weit gut. Es waren aber auch in den letzten Monaten keine körperlich retraumatisierenden Arztbesuche o. A. notwendig.

Die zweimonatlichen Stabilisierungssitzungen bei Herrn Franz habe ich Ende August beendet und mich von ihm verabschiedet (er hört ja altersbedingt sowieso bald auf – ich vermisse ihn jetzt schon!).

In diesem Oktober läuft jetzt die zweijährige Therapiepause bei der Krankenkasse aus, und ich kann wieder eine ambulante Psychotherapie beantragen. Meine Psychiaterin Frau Dr. E., die ich seit 2014 kenne und bisher immer einmal im Quartal besucht habe, hat sich vor einiger Zeit als Psychotherapeutin niedergelassen und mir einen Therapieplatz angeboten. Da die Beziehung sehr gut ist, möchte ich gerne bei ihr die Therapie beantragen. Frau Dr. E. ist keine Traumatherapeutin (macht aber wohl die EMDR-Ausbildung).

Sie würde hauptsächlich stabilisierend mit mir arbeiten, und ich würde weiterhin gerne zu Ihnen in die Ambulanz zur Bearbeitung retraumatisierender Situationen kommen – würde mich dann melden.

Ganz liebe Grüße von Frau Schubert

Telefonat vom 27. Februar 2020

Sch.: Therese Schubert?

A.: Hallo Frau Schubert, hier ist Susanne Altmeyer aus Wesseling – meine Sekretärin hat mir erzählt, dass Sie gerne mit mir sprechen wollten, und ich bin froh, dass wir Ihnen so schnell einen Termin anbieten konnten – ich habe jetzt etwa 30 Minuten Zeit für unser Gespräch. Schön, Ihre Stimme zu hören!

Sch.: Oh, vielen Dank, Frau Altmeyer, das ist sooo toll, dass das so schnell geklappt hat! Ich habe im Moment bei dem schlechten Wetter ziemlich Probleme mit dem Autofahren, deshalb ist es super, dass wir telefonieren können. Mir geht's zwar eigentlich ganz gut, aber ich brauch mal Ihren Rat wegen meiner ambulanten Therapie.

A.: Das ist ja schön, dass es Ihnen gut geht! Und gerne kann ich versuchen, Ihnen einen guten Rat zu geben, aber erzählen Sie doch erst mal, wie es Ihnen ergangen ist, seit wir uns das letzte Mal gesehen haben – das ist schon über ein Jahr her! Sie hatten mir vor ein paar Monaten nochmal gemailt, dass alles so weit okay ist, glaube ich.

Sch.: Boah, ist das schon so lange her! Also, ich habe ja dann die Reha gemacht bis im Mai, und das war richtig gut! Ich habe seitdem nur vier Mal insgesamt Alkohol getrunken und auch nicht viel. Und ich gehe in eine Gruppe, die mir wirklich guttut. Und wir telefonieren auch zwischendurch und ich kann die immer anrufen – wirklich prima. Es gab zwar einige Belastungen im letzten Jahr, aber das habe ich so ganz gut hinbekommen – mein Meerschweinchen ist zum Beispiel gestorben, ich musste es einschläfern lassen, weil es so eine blöde Krankheit hatte. Das war wirklich schlimm. Und dann musste ich mir einen neuen Zahnarzt suchen, weil der alte umgezogen ist, und das finde ich auch ganz schwierig. Und noch etwas ganz Schlimmes ist passiert: Meine Freundin Sandra hat Brustkrebs und muss sich jetzt diesen ganzen fürchterlichen Behandlungen unterziehen.

A.: Meine Güte, Frau Schubert, das ist ja eine ganze Menge – wie haben Sie das denn hinbekommen, da einigermaßen stabil zu bleiben? Und super, das mit der Gruppe – das finde ich wirklich eine prima Idee, zu den regelmäßigen Treffen zu gehen und dann Leute zu haben, die Ihnen vertraut sind und Ihre Probleme damit gut verstehen!

Sch.: Ja, die Gruppe hat mir da schon gut geholfen! Und die Sätze und die Ressourcen von unserer EMDR-Woche, die helfen mir da auch immer noch ganz gut. Das Problem ist jetzt nur – und deshalb wollte ich auch mit Ihnen sprechen –, dass das mit der ambulanten Therapie nicht so klappt, wie ich dachte. Frau Dr. E., die mir ja eine ambulante Therapie anbot, sagte nach dem vierten Mal, ich bräuchte keine Stabilisierung, sondern sollte eher etwas Traumaspezifisches machen. Da sie selbst keine Traumtherapeutin ist, könne sie leider nicht so mit mir arbeiten. Dann hatte ich mit einer Therapeutin ein Vorgespräch, die auch Traumatherapie macht, die sagte aber, sie fühle sich meinem Fall nicht gewachsen, dafür sei er zu komplex. Und dann war ich noch bei einer, die hat aber nur ab und zu einen Termin frei. Und jetzt weiß ich nicht, was ich tun soll, ob ich nochmal mit Frau Dr. E. sprechen soll oder zu der gehen soll, die nur ab und zu einen Termin freihat, oder ob ich noch weitersuchen soll.

A.: Liebe Frau Schubert, das ist ja erst mal wirklich super, dass Sie sich da so aktiv auf die Suche machen! Das glaube ich, dass das eine Enttäuschung mit Fr. Dr. E. war, aber wahrscheinlich hat sie recht: Stabilisieren können Sie sich selbst ganz gut, da brauchen Sie keine Extra-Therapie, und da EMDR so gut bei Ihnen hilft, wäre das schon praktisch, wenn die Therapeutin EMDR könnte. Die Therapeutin, die sich Ihnen bzw. Ihrer Geschichte nicht gewachsen fühlt – da ist es ja gut, dass sie so ehrlich ist. Stellen Sie sich mal vor, die würde kollabieren, wenn Sie ihr was erzählen – das wäre ja nicht so gut! Sie sollten schon eine Therapeutin finden, die das aushalten kann. Aber ich kann es ja auch, und Herr Franz konnte es und viele andere und erfahrene Traumatherapeuten sicherlich auch, da finden Sie schon jemanden!

Sch.: Meinen Sie also, ich soll lieber weitersuchen als zu der zu gehen, die nicht viele Termine freihat?

A.: Was meinen Sie denn, was ist denn Ihr Gefühl?

Sch.: Ich glaube eigentlich, dass es besser ist, wenn ich regelmäßige Termine habe – aber es ist sooo anstrengend, immer weiter zu suchen!

A.: Liebe Frau Schubert, Vorschlag: Sie aktivieren alle Ressourcen und inneren Helfer, beraten sich mit Ihren Freunden und Ihrer Gruppe und überlegen gut, wie Sie das weiter mit der Therapie machen. Und melden Sie sich gerne mal im April wieder bei mir und erzählen mir, wie das geklappt hat. Vielleicht können Sie da ja auch wieder hier vorbeischauen, falls Sie niemanden gefunden haben, und wir besprechen das nochmal ganz in Ruhe. Falls Sie EMDR brauchen, können wir das übergangsweise auch wieder hier machen. Okay?

Sch.: Danke, Frau Altmeyer, guter Vorschlag, so machen wir das!

A.: Frau Schubert, gibt es sonst noch etwas, was Sie gerne mit mir besprechen würden?

Sch.: Nein, das war's so weit. Sie hören dann im April von mir. Danke und Tschüss, Frau Altmeyer!

A.: Tschüss, Frau Schubert!

Telefonat vom 30. März 2020

A.: Altmeyer?

Sch.: Frau Altmeyer, ich bin's, Therese Schubert. Ihre Sekretärin sagte, Sie hätten vielleicht gerade Zeit und hat mich zu Ihnen durchgestellt.

A.: Frau Schubert, das ist ja eine Überraschung! Ja, das stimmt, es ist kurzfristig ein Gespräch ausgefallen, deshalb habe ich gerade Zeit. Was kann ich für Sie tun? Und wie geht es Ihnen in dieser verrückten Corona-Zeit?

Sch.: Oje, Frau Altmeyer, ich fühle mich ziemlich durch den Wind. Das war schon so schlimm im Februar, als Frau Dr. E. sagte, ich solle besser zu einer Traumatherapeutin gehen und die eine Therapeutin mich abgelehnt hat, weil sie es zu schwierig mit mir fand, aber da habe ich mich noch mal ganz gut berappelt und habe nächsten Freitag jetzt auch einen Termin bei einer EMDR-Therapeutin – leider ist ihre Praxis ein bisschen weiter weg. Aber dann, als das mit Corona anfing: Ich muss jetzt im Homeoffice arbeiten und habe überhaupt keine Struktur mehr! Meine AA-Gruppe fällt aus, ich kann nicht mehr schwimmen gehen, kein Chor – ich habe voll einen Alkoholrückfall gehabt, und Fressanfälle habe ich auch wieder.

A.: Mmh – das ist ja schwierig, da hat Sie diese Coronasache ja voll erwischt! So ein Mist, gerade das mit der Gruppe und dem Chor hat Ihnen doch gutgetan, und Ihre Arbeit ist doch auch so wichtig für Sie! Wie schlimm ist es denn mit dem Alkohol, wie viel trinken Sie denn so am Tag im Moment?

Sch.: Drei Flaschen Sekt am Tag – und ich finde das selbst so furchtbar, dass ich jetzt für morgen schon ein Vorgespräch für eine Entgiftung im Krankenhaus verabredet habe.

A.: Ja, aber das ist ja super, da waren Sie ja schon wieder ganz aktiv!

Finde ich prima, sollten Sie unbedingt machen! Das ist schwer, ohne Hilfe aufzuhören, und Ihre AA-Gruppe steht Ihnen im Moment ja höchstens telefonisch zur Verfügung. Kann ich denn etwas tun für Sie?

Sch.: Vielleicht können Sie mir ja einen Rat geben, was ich jetzt tun soll, wie ich das durchhalten kann, ohne durchzudrehen?

A.: Gar nicht so einfach in so einer schwierigen Situation, aber ich versuch's. Das Wichtigste haben Sie schon getan: etwas gegen die Alkoholexzesse tun, indem Sie den Termin vereinbart haben – das war mutig und klug, und ich möchte Sie sehr ermutigen, auf diesem Weg weiterzugehen. Der Alkohol, der bringt Ihnen auf Dauer nichts als Schwierigkeiten, und er verhindert, dass Sie etwas Anderes tun, was jetzt viel, viel wichtiger, sozusagen das Allerwichtigste ist, und Sie haben es selbst schon gesagt: das Wichtigste ist, dass Sie sich jetzt eine Struktur schaffen. Sie hatten eine gute Struktur: Sie sind zur Arbeit gegangen, Sie haben sich um Ihr Meerschweinchen gekümmert, Sie waren regelmäßig schwimmen, Sie hatten Ihren Chor und Ihre AA-Gruppe, und das ist jetzt alles weggefallen – das Meerschweinchen ist gestorben und durch Corona fallen alle auswärtigen Aktivitäten aus. Und deshalb ist es jetzt enorm wichtig, sich eine tragfähige Ersatzstruktur zu schaffen. Das ist jetzt Ihre Aufgabe für die nächsten Wochen, und ich traue Ihnen da absolut zu, dass Sie gute Ideen kreieren, wie Sie das schaffen. Als Rahmung möchte ich Ihnen folgende Aufträge an die Hand geben:

1. Bitte gehen Sie ab morgen früh jeden Tag drei Mal am Tag für mindestens eine halbe Stunde spazieren.
2. Bitte lesen Sie sich unsere Protokolle von der EMDR-Woche nochmal durch.
3. Für die nächsten drei Wochen biete ich Ihnen an, jede Woche eine halbe Stunde mit mir zu telefonieren.

Was meinen Sie dazu?

Sch.: Das macht mir schon wieder ein bisschen Mut. Das mit dem Spazieren wird schwer, aber das kann ich versuchen. Die Protokolle zu lesen – das würde mich jetzt zu sehr belasten. Kann ich mir stattdessen nicht auch die Postkarten mit den Sätzen anschauen? Und das Telefonieren – das find ich ein tolles Angebot – vielen Dank!

A.: Das mit den Postkarten reicht völlig aus, und noch mehr belasten sollen Sie sich nicht – sorry, da habe ich nicht dran gedacht, dass das natürlich jetzt in dieser sensiblen Phase zu viel sein kann. Das mit dem Spazierengehen finde ich absolut megawichtig, bitte machen Sie das unbedingt! Das ist das nebenwirkungsärmste und wirksamste Antidepressivum, das ich kenne! Und dann erzählen Sie mir nächste Woche, wie es geklappt hat, einverstanden?

Sch.: Einverstanden! Danke, Frau Altmeyer!

A.: Frau Schubert, gibt es sonst noch etwas, was Sie gerne mit mir besprechen würden?

Sch.: Nein, das war alles. Sie hören dann nächste Woche von mir. Danke und Tschüss, Frau Altmeyer!

A.: Tschüss, Frau Schubert!

Telefonat vom 7. April 2020

Sch.: Therese Schubert?

A.: Hallo Frau Schubert, hier ist Susanne Altmeyer. Einen guten Tag wünsche ich Ihnen! Wir haben jetzt unseren Telefontermin.

Sch.: Hallo Frau Altmeyer! Schön, dass Sie anrufen!

A.: Wie ist es Ihnen ergangen seit unserem letzten Gespräch, wie hat das geklappt mit der Strukturierung?

Sch.: Es geht auf jeden Fall besser. Ich war drei Tage zum Alkoholentzug in der Klinik und komme jetzt wieder ohne Alkohol klar. Ich hatte auch gar keine Entzugssymptome und brauchte keine Medikamente außer Atosil. Jetzt gehe ich seit vorgestern wieder zur Arbeit und gehe ganz viel mit den Patienten spazieren – draußen ist es ja von wegen Corona nicht so gefährlich. Und ich gebe mir ganz viel Mühe mit der Tagesstrukturierung: Ich stehe immer um die gleiche Zeit auf, frühstücke, gehe dann zur Arbeit. Nachmittags gehe ich einkaufen und mache dann Homeoffice bis um 18:00 Uhr. Danach telefoniere ich mit meiner Freundin oder mit jemandem aus der AA-Gruppe. So geht's jetzt einigermaßen.

A.: Meine Güte, Frau Schubert, das haben Sie aber gut hingekriegt –

so schnell alles umgesetzt, was wir besprochen haben. Prima! Dann sagen Sie mir mal, was ich heute für Sie tun kann!

Sch.: Ehrlich gesagt, weiß ich das jetzt gar nicht so genau, was wir noch besprechen müssten – morgen habe ich den zweiten Termin bei der EMDR-Therapeutin. Ich habe ein ganz gutes Gefühl bei ihr, allerdings kann es sein, dass sie nur eine Kurzzeittherapie beantragen möchte, und da weiß ich nicht, ob mir das reicht. Aber sonst bin ich eigentlich ganz zufrieden – trotz Corona.

A.: Wunderbar, Frau Schubert! Dann brauchen wir jetzt ja vielleicht gar nicht lange zu telefonieren, sondern wir sprechen uns einfach in zwei Wochen nochmal und überlegen dann, wie es weitergeht. Wäre das für Sie in Ordnung?

Sch.: Völlig in Ordnung! Dann danke ich Ihnen für Ihren Anruf und Ihre Hilfe, und dann telefonieren wir wieder in zwei Wochen. Tschüss, Frau Altmeyer!

A.: Tschüss, Frau Schubert, machen Sie es gut!

Telefonat vom 20. April 2020

Sch.: Therese Schubert?

A.: Hallo Frau Schubert, hier wieder Susanne Altmeyer.

Sch.: Hallo Frau Altmeyer! Einen schönen guten Tag!

A.: Ihnen auch einen schönen guten Tag! Frau Schubert, wie sieht es aus bei Ihnen?

Sch.: Och, eigentlich ganz gut. Ich halte mich. Ich habe weiter keinen Alkohol getrunken und nehme nur abends zum Schlafengehen Atosil-Tropfen, die machen mich ein bisschen ruhiger und dann kann ich gut schlafen.

A.: Kompliment, das ist ja prima! Wie klappt es denn mit der Tagesstrukturierung und dem Essen?

Sch.: Beides auch ganz gut. Ich mach weiter so eine Kombi aus zur Arbeit gehen und die Patienten bei Spaziergängen begleiten und Homeoffice, und damit geht's einigermaßen. Da komme ich an die frische Luft und habe Bewegung und habe Kontakt. Und ich versuche mich weiter an feste Telefontermine und Essenszeiten und so'n Kram zu halten, und das geht auch ganz gut. Fressanfälle hatte ich auch keine mehr.

A.: Hey, sehr gut! Wie ist der zweite Termin bei Ihrer Therapeutin denn gelaufen?

Sch.: Tja, die ist ja nett und ich glaube auch gut, aber leider will sie keine Langzeitpatientin mehr nehmen, sondern würde mir nur für 25 Stunden zur Verfügung stehen. Und das ist mir eigentlich zu kurz.

A.: Hm, schade. Was planen Sie?

Sch.: Vielleicht könnte ich wieder alle paar Wochen zu Ihnen kommen, was meinen Sie?

A.: Leider stehen mir jetzt unter Corona keine Räume für ambulante Therapien zur Verfügung, aber wir könnten überlegen, ob wir Remote-Therapie per Video miteinander machen, das wäre eine Möglichkeit.

Sch.: Okay, das überlege ich mir mal. Dann telefonieren wir wieder in drei Wochen, nach Ihrem Urlaub, okay?

A.: Okay, so machen wir es! Tschüss, Frau Schubert!

Sch.: Tschüss, Frau Altmeyer! Und danke!

Telefonat vom 11. Mai 2020

Dieses Telefonat musste ich durch meine Sekretärin absagen lassen, den Ausweichtermin, den wir Frau Schubert anboten, nahm sie nicht wahr – Videotelefonie könne sie sich im Moment so gar nicht vorstellen.

Mail vom 16. Oktober 2020

Liebe Frau Dr. Altmeyer!

Es tut mir leid, dass ich mich erst jetzt melde, irgendwie war die Woche sehr voll. Ich bin beeindruckt und total bewegt von dem Manuskript, und Ihre Mail kommt genau zum richtigen Zeitpunkt. Ich habe eine zweite Reha gemacht, mich nach ziemlichem Stress am Arbeitsplatz mittlerweile wieder eingelebt und fühle mich jetzt endlich psychisch wieder stabil.

Sie können gerne das Manuskript so als Buch veröffentlichen.

Vielen Dank für Ihr Angebot, dass ich noch zu Terminen zu Ihnen kommen kann!

Die Idee, dass ich als Mitautorin unter dem Pseudonym Therese Schubert aufgeführt werde, finde ich total wertschätzend von

Ihnen! Danke! Nach einigem Nachdenken möchte ich das aber lieber nicht.
Beim Lesen Ihrer Seiten hat sich bei mir erneut eine innere Ruhe eingestellt. Dieses Gefühl, von Ihnen verstanden zu werden und dieses innere Chaos sortiert zu haben, ist so gut! Auch nach mittlerweile zwei Jahren bin ich immer wieder überrascht, dass es mir so anders und gut gehen kann und ich mich innerlich einfach viel entlasteter und sicherer fühle. Vielen Dank dafür, dass Sie sich auf dieses Experiment und mich so eingelassen haben!
Ganz liebe Grüße von Frau Schubert

3.4 Epilog zur Fallgeschichte

Das war jetzt also die Therapiegeschichte, die Frau Schubert und ich zusammen erlebt haben. Wie wir sie erlebt haben und wie wir alle uns generell in der Welt erleben, ob das, was wir erleben, verstehbar, sinnvoll und handhabbar für uns ist, hat großen Einfluss auf unser psychisches Wohlbefinden und auf unsere seelische und körperliche Gesundheit. Wenn es uns gelingt, unsere innere Welt, in der sich die äußere spiegelt, so aufzubauen und zu erleben, dass sie verstehbar, sinnhaft und durch unser Handeln veränderbar für uns ist, dann fühlen wir uns wohl in dieser Welt, dann können wir glücklich sein, dann haben wir große Widerstandskräfte auch in schwierigen Situationen. Diese Überlegungen stammen von dem Soziologen Aaron Antonovsky, er hat sie in seinem Salutogenesekonzept (→ Kapitel 2) formuliert, und seit ich sie Anfang der 90er-Jahre kennengelernt habe, fällt mir immer wieder auf, dass das die wesentlichen Ingredienzien sind sowohl für mein eigenes Wohlbefinden als auch für das Gelingen von Therapien.

Ich versuche im Gespräch und in der Zusammenarbeit mit den Patient:innen eine Erzählung ihres Erlebens zu schaffen, in der sie das, was passiert ist und gerade passiert, verstehen. Wo könnte ein Sinn liegen, aus welcher Perspektive kann man es vielleicht besser verstehen, wie könnte das eine mit dem anderen zusammenhängen? Wo und wie haben die Patient:innen Einfluss, was können sie mitbestimmen und weiter gestalten?

Das war auch mein Bestreben mit Frau Schubert: zusammen ein Verständnis ihrer Lebensgeschichte zu entwickeln anhand ihrer Geschichte und den 16 Ereignisfeldern in dieser Geschichte, die starke Störungen in ihrem Lebensfluss bedeuteten. Die Auswirkungen dieser Störungen machten die Therapieintervention notwendig: Frau Schubert konnte sich notwendig gewordenen medizinischen Eingriffen nicht unterziehen, ohne dabei sehr stark beeinträchtigende Symptome zu entwickeln – Dissoziationen und in der Folge Essanfälle und exzessiven Alkoholkonsum. Ziel war es also, die Störungen so weit zu bereinigen, auszuräumen, dass die Gegenwart nicht mehr durch sie beeinflusst wurde. Um ein anderes Bild zu wählen: Wir suchten die Minen, die auf Frau Schuberts Lebensfeld vergraben waren, auf, um sie zu entschärfen. Die Karte, die wir dazu nutzten, war die Traumalandkarte, die sie mitgebracht hatte – sie hatte in den bisherigen Therapien die Minen schon entdecken und kennzeichnen können. So hatten wir von Beginn an einen guten Überblick über das »Gelände« und eine Orientierung, die es erlaubte, einen Plan für unser weiteres Vorgehen zu entwickeln.

Einen Plan zu haben – in dieser kurzen Wendung steckt allein schon eine große salutogenetische Potenz: Ein Plan hält vor Augen, was ich mache, warum ich es mache und wie ich es machen kann, und gibt Orientierung und Sicherheit. Frau Schubert machte das in dieser Woche von Anfang an richtig gut – sie war äußerst kooperativ und experimentierbereit.

Bei der Entscheidung für die Choreografie des Therapieablaufes, wie wir sie schließlich wählten, waren folgende Aspekte wichtig: Der Einstieg und der Ausstieg am ersten und am letzten Tag sollten möglichst »sanft« sein, Ankommen und Abschied sollten Platz haben, deshalb fanden an diesen Tagen die wenigsten Therapieeinheiten statt, jeweils »nur« vier. Das ist natürlich keine geringe Therapiedosis, allerdings nahm Frau Schubert an keinen anderen Therapien teil – normalerweise haben unsere Patient:innen neben einer Stunde Einzeltherapie an vier von fünf Tagen auch viele Stunden unterschiedlicher Gruppentherapien, Visiten und andere Veranstaltungen. Am morgendlichen Qigong und dem Tagesausklang, einer meditativen halben Stunde am Ende jedes Therapietages, teilzunehmen, hätten wir Frau Schubert ermöglicht, ebenso eine körpertherapeutische Einzelstunde (Tuinamassage), allerdings wollte sich Frau Schubert auf die EMDR-Sitzungen konzentrieren und nahm dieses Angebot nicht in Anspruch. An unserem Chor, dem Gezeiten Haus Chor, der jeden Donnerstag für Patientinnen und Patienten, Mitarbeiterinnen und Mitarbeiter der drei Kliniken im Gezeiten Haus Schloss Eichholz angeboten wurde, nahm sie teil (und ließ sich davon inspirieren, sich nach dem Klinikaufenthalt wieder einen Gospelchor an ihrem Wohnort zu suchen).

Was für den Rahmen dieser Woche ebenfalls wichtig war: die Atmosphäre in der Klinik. Eine wichtige Grundvoraussetzung dafür, dass sich Menschen, die Schlimmes erfahren haben, anderen Menschen öffnen können, ist, dass sie sich geborgen und sicher fühlen. Die Klinik soll einen Schutzraum bieten, der Vertrauen ermöglicht, und dieser Schutzraum soll möglichst konfliktarm sein, da Konflikte bei komplex traumatisierten Menschen häufig als Trigger wirken. Andererseits kann es bei über 30 traumatisierten Menschen, die sich gleichzeitig bei uns aufhalten, gar nicht anders sein, als dass Konflikte entstehen. Es geht also um ein behutsames Konfliktmanagement, und dabei hilft uns die bewusste Gestaltung der Atmosphäre. Von dem Soziologen Raimund Schöll stammt der Begriff der »atmosphärischen Intelligenz«. Was genau damit gemeint ist, habe ich in Kapitel 2 genauer erklärt; jedenfalls hilft uns die atmosphärische Intelligenz dabei, in der Klinik eine Atmosphäre der Freundlichkeit, Herzlichkeit und Wertschätzung zu schaffen, die ein sehr guter Nährboden für Vertrauen und das Gefühl von Sicherheit sind.

Weiter zu der Choreografie des Therapieablaufes: Der arbeitsintensivste Tag sollte der zweite werden, anfangen wollten wir bei den letzten Ereignissen, den medizinischen Eingriffen. Hintergrund war die Überlegung, dass Frau Schubert relativ schnell die Möglichkeit bekommen sollte, sich an meine Art, EMDR zu machen, zu gewöhnen, dass sie von der Belastung einiger nicht so tief verwurzelter Traumata früh würde entlastet werden können und dass der Hauptanlass ihres Aufenthaltes, die medizinischen Eingriffe, auf jeden Fall behandelt wurden.

Die frühesten und am stärksten belastenden Themen, die sexuellen Gewalterfahrungen ihrer Kindheit und Jugend, sollten in der Mitte der Woche ihren Platz haben, sodass, sollten sie zu einer stärkeren Destabilisierung führen, genug Zeit war, Frau Schubert vor der geplanten Entlassung am Freitag in der Gegenwart und in ihrem Alltag zu reorientieren. Der letzte Tag sollte für ein Resümee und eventuell noch eine Nachbearbeitung der einen oder anderen Situation und für den Abschied bestimmt sein.

Am Anfang war mir noch in keiner Weise die Rolle klar, die der Starkstromunfall an Frau Schuberts Arbeitsstelle spielte. Tatsächlich waren bei Frau Schubert erst danach bestimmte psychiatrische Symptome aufgetreten, es war durch diesen lebensgefährlichen Stromschlag etwas ver-rückt worden, sowohl kardiologisch – sie leidet seitdem an Rhythmusstörungen – als auch in ihrem psychischen Erleben: Depersonalisations- und Derealisationssymptome zeigten sich. Außerdem tauchten Erinnerungsfragmente von dem sexuellen Missbrauch auf, die sie beunruhigten und belasteten und die sie zunächst gar nicht richtig einordnen konnte, und sehr ausgeprägte depressive Symptome. Von unserem heutigen Wissensstand her lassen sich alle diese Symptome verstehen als Ausdruck eines komplexen posttraumatischen Geschehens. Frau Schubert erlebte sich damals in den psychiatrischen Behandlungen und Kliniken jeweils als unverstanden. Sie konnte sich selbst nicht verstehen, aber die Profis offenbar auch nicht, was ihre Not noch verschärfte und in starkem Alkoholkonsum und zwei Suizidversuchen mündete.

Psychiatrische und psychosomatische Symptome, die es schon früh bei ihr gab, waren wahrscheinlich zum einen die Erstarrungszustände, die sie bei Konfrontation mit Männern erlebte, zum anderen die bulimischen Symptome in der Pubertät. Leider wurden die Zeichen nicht als Ausdruck ihrer Not verstanden und sie hat bei beidem keine Hilfe bekommen.

Was half bei der Entschärfung der Minen? Ein Zauberwort in diesem Zusammenhang ist das der Ressourcen. Nachdem wir die Karte des Minenfeldes inspiziert und uns einen Plan zum Vorgehen zurechtgelegt hatten, folgte die Ausstattung mit Schutzanzug und Helm und imaginativem Werkzeug aus dem Feld der Fantasie und Kreativität. Das alles im festen Rahmen der EMDR-Protokolle, die durch ihre Strukturiertheit ein stabiles Sicherheitsgefühl vermitteln. Es war sicherlich wichtig, dass Frau Schubert zunehmend Vertrauen zu mir gewann, es entwickelte sich sozusagen ein epistemisches Vertrauen (→Kapitel 2) aus der Erfahrung, dass ich zuverlässig, pünktlich und in meinem Tun voraussagbar war, und dass es dann so gut funktionierte, trug natürlich auch dazu bei. Spätestens ab da war ich ihre Bundesgenossin, der sie auch Geheimnisse und Tabus wie die beschämenden Erlebnisse mit ihrem Vater anvertrauen konnte. Dadurch, dass sie kommuniziert wurden, verloren diese Erfahrungen an traumatisierender Potenz. Die Dinge, über die wir uns nicht zu sprechen trauen, das sind die machtvollsten, und sie verlieren ihre Macht, wenn wir sie teilen.

Schön war zu sehen, dass es mit den Tagen immer schneller ging. Dadurch, dass wir so viele Situationen hintereinander bearbeiteten und auch keine tagelangen Pausen zwischen den einzelnen Sitzungen waren, spielten wir uns schnell aufeinander ein. Zwischen den Sitzungen war wenig Ablenkung, sondern nur Erholung, sodass wir beim nächsten Mal ohne große Vorbereitung direkt wieder da weitermachen konnten, wo wir zuvor aufgehört hatten.

Bei der Entschärfung der Minen half auch, dass ich Frau Schubert an einigen Stellen andere Sichtweisen anbieten konnte. Ein Beispiel ist das fehlende Trösten durch den Zahnarzt nicht als Ausdruck von mangelnder Wertschätzung, sondern von großem Stress durch die Gefährlichkeit des Eingriffes. Ein weiteres Beispiel ist die von Frau Schubert so erlebte Fixierung bei einer Untersuchung durch eine Folie: Die Untersucher:innen hatten unter Fixierung sicherlich etwas anderes verstanden.

Dass Frau Schubert ihre Herkunftsfamilie als Ressource erlebt, gleichzeitig ihr Vater der Täter ist und ihre Mutter sie nicht geschützt hat, bedingt eine schwierige Ambivalenz, wie sie in vielen ähnlichen Familiengeschichten zu beobachten ist und die aufzulösen den meisten der Betroffenen nie ganz gelingt. Dass sie weiter regelmäßig Kontakt zu ihren Eltern hat um den Preis, dass es ihr danach oft schlecht geht, ist ein Verhalten, das ich von vielen Patient:innen kenne und das zu ändern extrem viel Kraft braucht. Ich habe großes Verständnis dafür: Eltern sind wie Wurzeln, und die Verbindung zu ihnen zu durchtrennen bedeutet auch Wurzellosigkeit. Dieses Gefühl auszuhalten ist für viele Menschen offenbar schlimmer, als das Gift, das durch diese Wurzeln auch aufgenommen wird, zu ertragen.

Die kleinen Übungen und Geschichten, die ich Frau Schubert zwischendurch anbot, wie die Lichtstromübung, das Bad des Herzens im

Sauerstoff oder die Geschichte vom kleinen Stern Therese sollten ihr die Gelegenheit zum Durchatmen, zum Ausruhen und Erholen geben. Das sind hypnotherapeutische Elemente (→ Kapitel 2), die auch der Entwicklung von Selbstwerterleben dienen. Ich habe mich beim Lesen der Tagebuchaufzeichnungen von Frau Schubert sehr darüber gefreut, dass sie viele davon aufgriff und dass einiges für sie passte.

In den Tagebuchaufzeichnungen oder auch Spiegelprotokollen, wie ich sie gern nenne, zu lesen, wie Frau Schubert ihre innere Fragmentierung beschrieb, war sehr spannend für mich! Ich verstehe viele ihrer inneren Anteile als Repräsentanten für ihre Überlebensstrategien, für Mechanismen, die ihr dabei geholfen haben, das Grauen zu überleben. Wie viel Krach die im Inneren machten, wie laut sich das für Frau Schubert manchmal gestaltete, wie gut sie manchmal mit ihnen im Dialog war – das alles hätte ich mir ohne ihre Aufzeichnungen gar nicht vorstellen können. Sehr interessant fand ich auch, wie sie sie nach und nach dazu brachte, mehr nach ihrem Willen zu agieren – die Monster als Beschützer und Helfer des Kleinen einzusetzen – eine hypnosystemische Intervention, die sie selbst mit-erfand –, gelang am Ende sogar ganz gut!

Mein Fazit: Diese vielen Stunden EMDR in einer Woche durchzuführen hat sich gelohnt – viele der »Minen«, die im Lebensfeld von Frau Schubert vergraben waren, konnten entschärft werden, und die Patientin ist medizinischen Eingriffen gegenüber jetzt weniger sensibel und triggerbar. Sie hat erstmalig angefangen, sich ihrem Alkoholproblem zu stellen, und hat erste Schritte dagegen unternommen – Entziehungs- und Entwöhnungsaufenthalte und regelmäßige Teilnahme an einer AA-Gruppe. Und am wichtigsten: Sie hat die Erfahrung gemacht, dass sie sich mit sich selbst wohlfühlen kann und dass es sich lohnt, für sich selbst zu kämpfen. Sie erlebt sich selbst als wirksam und als wert, unterstützt zu werden.

Unsere gemeinsame Reise in die Unterwelt ihrer Psyche habe ich als sehr bewegend und spannend erlebt, für sie selbst war es sehr aufwühlend, manchmal Angst machend und anstrengend. Ich fand und finde es sehr mutig, dass sie sich ihren inneren Ungeheuern gestellt hat, gegen sie gekämpft und gewonnen hat. Sie ist die Heldin der Geschichte geworden, und EMDR hat ihr dabei geholfen.

4 Integration von konzentrierter EMDR-Intensivtherapie in ambulante und stationäre Kontexte

Nach den positiven Erfahrungen, die wir mit der Behandlung von Frau Schubert in diesem besonderen Intensiv-Setting gemacht hatten, stellte sich die Frage, ob wir es in der Klinik regelhaft anbieten könnten. Gerade für Menschen, die durch multiple Traumatisierungen in ihrem Leben so stark beeinträchtigt sind, dass eine ambulante Therapie die Traumata nicht intensiv genug bearbeiten kann, die aber aus beruflichen oder familiären Gründen keine zeitlichen Kapazitäten für eine längerdauernde stationäre Therapie haben, schien es ein geeignetes Angebot. Meine Mitarbeiter:innen und ich stellten einige Vorüberlegungen an und waren bereit, für den Fall, dass mehrere Anfragen kämen, Weiteres zu etablieren. Diese Anfragen gab es in den letzten Monaten, sodass wir voraussichtlich Mitte 2024 mit weiteren Intensivbehandlungen beginnen werden. Folgendes sind unserer Einschätzung nach Voraussetzungen, damit EMDR-Intensivtherapie gelingen kann:

- Vorliegen einer PTBS oder KPTBS
- ein stabiles ambulantes Setting, der/die Patient:in sollte also schon länger in ambulanter Therapie sein und auch weiter bleiben können
- Entscheidung zu Intensiv-EMDR in Übereinstimmung mit dem/der ambulanten Therapeut:in
- gute Erfahrungen des Patienten, der Patientin mit EMDR

- Beherrschen von Tresorübung, Übung des Sicheren Ortes und/oder anderer Stabilisierungstechniken, um sich selbst regulieren zu können und nicht überflutet zu werden
- ausreichende körperliche, soziale und emotionale Stabilität, also zum Beispiel keine schwere körperliche Erkrankung, Vorliegen eines festen Wohnsitzes, stabile Alltagsstrukturen, keine Suizidalität oder gravierendere Selbstverletzungstendenzen oder strukturelle Dissoziation
- Vorliegen einer Traumalandkarte, also einer Übersicht über maßgebliche bisherige Traumatisierungen und vorhandene Ressourcen
- Eine klare Indikation (bei Frau Schubert war die Indikation, dass sie durch medizinisch notwendige Eingriffe so stark getriggert wurde, dass sie wochenlang nicht arbeiten konnte. Ambulant dissoziierte sie zu stark bei der Bearbeitung der zugrundeliegenden körperlichen Übergriffe der Kindheit, sodass das stark haltgebende Setting der stationären Therapie indiziert war.)
- Vorgespräche mit ambulanter Therapeut:in und Patient:in zur Therapieplanung und Vertrauensbildung
- Planung von fünf Tagen mit je mindestens vier Therapiestunden (mindestens 20 Therapiestunden) und zusätzlich körpertherapeutisches Angebot zur Restabilisierung
- Testdiagnostik zu PTBS, KPTBS und Dissoziation zu Beginn, am Ende und nach drei Monaten
- Sichere personelle Kapazitäten, d.h. ein:e Therapeut:in, der/die erfahren in der Methode und in der Behandlung komplex traumatisierter Menschen ist, sollte alle EMDR-Intensivstunden durchführen können, da eine vertrauensvolle therapeutische Beziehung gerade bei komplex traumatisierten Menschen unserer Erfahrung nach unabdingbar ist.

Mit dieser beschriebenen guten Vorbereitung hoffen wir, Komplikationen, die auftreten könnten, zu vermeiden. Komplikationen im Bereich der KPTBS können zum Beispiel eine Verschlechterung des Zustandsbildes der Patient:innen mit Dissoziationen, Suizidgedanken oder psychotischen Entgleisungen sein. Da die Voraussetzungen für die Durchführung ausreichende Stabilität und Selbstregulierungsfähigkeit der

Patient:innen beinhalten und die beteiligten Psychotherapeut:innen sehr erfahren und kompetent in ihrem Bereich sind, halte ich das für extrem unwahrscheinlich. Sollten gegen alle Erwartungen Komplikationen auftreten, würde die Struktur in Rücksprache mit dem Patienten, der Patientin angepasst werden, zum Beispiel durch Austausch von konfrontativem EMDR mit Ressourcen-EMDR oder weitere Stabilisierungstechniken, zusätzliche medikamentöse Unterstützung oder im Extremfall durch vorzeitige Beendigung der Behandlung in gegenseitigem Einvernehmen.

Bei Frau Schubert war es so, dass es nach einigen Monaten zu einem »Rückfall« kam, ausgelöst durch sehr belastende Ereignisse in ihrem Umfeld. In Absprache mit ihr selbst und ihrem ambulanten Psychotherapeuten haben wir daraufhin noch zwei weitere ambulante Therapiestunden verabredet und in der Folge telefonisch miteinander gearbeitet. Ein solches Vorgehen ist auch bei anderen EMDR- Intensivtherapien denkbar, sollte es zu einem verstärkten Wiederauftreten von Symptomen kommen. Wir würden das jeweils im Einzelfall entscheiden und vor allem im Dialog mit den betroffenen Patient:innen.

Intensivtherapie in rein ambulantem Setting sollte nur dann durchgeführt werden, wenn die Patient:innen nach der Therapie keine langen Nachhausewege haben, sie sich zu Hause entspannen und ausruhen können und nicht mit der Versorgung von Kindern oder pflegebedürftigen Angehörigen betraut sind, da eine so intensive EMDR-Therapie sehr anstrengend und kräftezehrend ist.

Meine Hoffnung ist, dass durch diese Veröffentlichung das Wissen über und das Interesse an Intensiv-EMDR wächst und eine Nachfrage entsteht, die entsprechende Angebote fördert. Ich bin fest davon überzeugt, dass sich der Aufwand lohnen würde: für die Patient:innen, weil sie durch die Therapie innerhalb weniger Tage spürbar von leidvollen Beeinträchtigungen befreit werden und eine insgesamt bessere Lebensqualität erreichen könnten, für die Therapeut:innen, weil es eine beglückende Erfahrung ist, Menschen auf ihrem Weg in eine bessere Zukunft zu begleiten.

Literatur

Altmeyer, S (2015): Die Weisheit des Körpers nutzen – Zapchen, eine Embodiment-Methode zum Sich-Wohlfühlen. Kontext 46: 210–226.

Altmeyer, S (2019): 27 Stunden Intensiv-EMDR. Kontext 3: 260–267.

Altmeyer, S (2021): Der Guhl, das ganz Kleine und die tentakeligen Monster – Systemisches Protokoll einer EMDR-Intensivtherapie. Düren: Shaker Verlag.

Altmeyer, S, Wollersheim, L, Kilian-Hütten, N, Behnke, A, Hofmann, A, Tumani, V (2022): Effectiveness of treating depression with EMDR among inpatients – a follow-up study over 12 months. Frontiers of Psychiatry 13: 937204.doi: 10.3389/fpsyg.2022.937204

Antonovsky, A (1997): Salutogenese. Zur Entmystifizierung der Gesundheit. Erweiterte deutsche Ausgabe, hrsg. von Alexa Franke. Tübingen: dgvt-Verlag.

Braid, J (1846): Die Macht des Geistes über den Körper. Eine experimentelle Untersuchung. In: V.W. Preyer (Hrsg): James Braid – Der Hypnotismus. Ausgewählte Schriften. Berlin: Pratel.

Bongaerts, H, Van Minnen, A, De Jongh, A (2017): Intensive EMDR to Treat Patients With Complex Posttraumatic Stress Disorder: A Cases Series. Journal of EMDR Practice and Research Volume 11 Number 2: 84–96.

Drexler, K (2022): Ererbte Wunden erkennen. 3. Auflage. Stuttgart: Klett-Cotta.

Federn, P (1956): Ichpsychologie und die Psychosen. Frankfurt a. M.: Suhrkamp

Fonagy, P, Allison, E (2014): The Role of Mentalizing and Epistemic Trust in the Therapeutic Relationship. Psychotherapy 51/3: 372–380

Grey, E (2011): A pilot study of concentrated EMDR: A brief report. Journal of EMDR Practice and Research 5: 14–24.

Haley, J (2006): Die Psychotherapie Milton H. Ericksons. 7. Auflage. Stuttgart: Klett-Cotta.

Henderson, J (2014): Embodying Well-Being oder wie man sich trotz allem wohlfühlen kann. 5. Auflage. Bielefeld: AJZ Druck und Verlag.

Hofmann, A, Lehnung, M (Hrsg.) (2024): EMDR. Therapie psychotraumatischer Belastungssyndrome. 6. überarbeitete Auflage. Stuttgart: Thieme.

Hofmann, A, Ostacoli, L, Lehnung, M, Hase, M (2020): Depressionen behandeln mit EMDR. Stuttgart: Klett Cotta.

Leutner, S, Cronauer, E (2022): Traumatherapie-Kompass. Begegnung, Prozess und Selbstentwicklung in der Therapie mit Persönlichkeitsanteilen. Göttingen: Vandenhoeck & Ruprecht.

Lobenstine, F, Courtney, D (2013): A case study: The integration of intensive EMDR and ego state therapy to treat comorbid posttraumatic stress disorder, depression and anxiety. Journal of EMDR Practice and Research 7: 65–80.

Ménez, MZ, Nijdam, MJ, ter Heide, JJ, van der Aa, N, Olff, M (2018): A five-day inpatient EMDR treatment programme for PTSD: pilot study. European Journal of Psychotraumatology 9: 1–10.

Nijenhuis, E (2016) Die Trauma-Trinität: Ignoranz, Fragilität, Kontrolle. Göttingen: Vandenhoeck & Ruprecht.

Reddemann, L (2022): Imagination als heilsame Kraft. 23. Auflage. Stuttgart: Klett-Cotta.

Schlippe von, A, Schweitzer, J (2012): Lehrbuch der systemischen Therapie und Beratung I. Das Grundlagenwissen. Göttingen: Vandenhoeck & Ruprecht.

Schmidt, G (2016): Einführung in die hypnosystemische Therapie und Beratung. 7. Auflage. Heidelberg: Carl-Auer Systeme Verlag.

Smith, JM (2017): Intensiv-EMDR im Vergleich zu wöchentlichen EMDR-Sitzungen bei einem britischen Dienstleister der Primärversorgung. Vortrag im Rahmen des EMDRIA-Tages 13.–14. 5. 2017 in Bonn. Schwarzach: Auditorium Verlag.

Schöll, R (2005): Emotionsmanagement – Mehr Gefühl im Change-Prozess. managerSeminare 84: 76–84.

Schuster Wachen, J, Sloan, D (2024): Massed and Brief Treatment for PTSD. PTSD Research Quarterly 35(3): 1–10.

Sydow von, K, Beher, S, Retzlaff, R, Schweitzer, J (2007): Die Wirksamkeit der Systemischen Therapie/Familientherapie. Göttingen: Hogrefe.

Watkins, JG, Watkins, H (1997): Ego states: Theory and Therapy. New York: Norton.

Wesson, M, Gould, M (2009): Intervening early with EMDR on military operations: A case study. Journal of EMDR Practice and Research 3: 91–97.

Wilk, D (2014): Auf den Schultern des Windes schaukeln. Heidelberg: Carl-Auer Systeme Verlag.